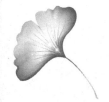

老年病调养

汤、粥

蔡同一　付萍／主编　　张湖德／著

U0380746

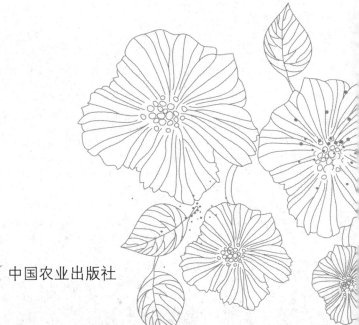

中国农业出版社

图书在版编目（CIP）数据

老年病调养汤、粥 / 蔡同一，付萍主编；张湖德著
.—北京：中国农业出版社，2013.9
ISBN 978-7-109-18236-3

Ⅰ.①老…　Ⅱ.①蔡…②付…③张…　Ⅲ.①老年病
–食物疗法–汤菜–菜谱②老年病–食物疗法–粥–食谱
Ⅳ.①R247.1②TS972.122③TS972.137

中国版本图书馆CIP数据核字(2013)第195482号

策划编辑	李　梅	
责任编辑	李　梅	
出　　版	中国农业出版社　（北京市朝阳区麦子店街18号　100125）	
发　　行	新华书店北京发行所	
印　　刷	北京中科印刷有限公司	
开　　本	710mm×1000mm　1/16	
印　　张	15	
字　　数	280千字	
版　　次	2013年9月第1版　2013年9月北京第1次印刷	
定　　价	28.00元	

（凡本版图书出现印刷、装订错误，请向出版社发行部调换）

编 委 会

贺"中国老年健康营养系列丛书"诞生

在中国老年学学会老年营养与食品专业委员会的不懈努力和各位专家的辛勤工作下，"中国老年健康营养系列丛书"问世了，真是可喜可贺，我表示衷心祝贺！

"十二五"期间，随着第一个老年人口增长高峰到来，我国人口老龄化进程将进一步加快。从 2011 年到 2015 年，全国 60 岁以上老年人将由 1.78 亿增加到 2.21 亿，老年人口比例将由 13.3% 增加到 16%，平均每年递增 0.54%。近期全国老龄办发布的《中国老龄事业发展报告（2013）》显示，2013 年，我国老年人口数量将达到 2.02 亿，老龄化水平达到 14.8%。从现在起的 20 年里，我国平均每年老年人口数量约增加 1000 万人，到 2033 年将突破 4 亿人。国务院制订的《中国老龄事业发展"十二五"规划》中明确要求，要发展老年保健事业，开展老年疾病预防工作，科学养生、合理膳食是基础。世界卫生组织的医学专家提出：20 世纪是治病的时代，21 世纪是保健养生的时代。健康养生的基础是实现科学养生，必须做到科学饮食，警惕"病从口入"，做到"健康口中来"。众多的老年健康养生中的问题，可以从"丛书"中得到启示和解答！

健康养生的场所在厨房！我们正在推动中国老年健康营养餐工程建设，其宗旨是为了向老年人提供一份充满生命爱意的餐食，帮助老年人提高自身免疫力。人的自身免疫力才是疾病真正的克星！免疫系统有两大功能，一是清除，二是抵抗，清除体内死亡细胞和废物，抵

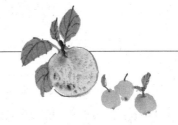

抗外来疾病的侵入。提高人体免疫系统功能的重要方法是靠餐饮提供的营养。"免疫系统的营养"已成为人们健康保健的十分重要的领域！它的研究成果将融入中国老年健康营养餐中，实现人体内外平衡。"丛书"出版的初衷是追求老年人健康长寿和快乐生活，分享健康营养美食，提高老年人的生活水平和生命质量！

　　"丛书"内容丰富，细致贴心，其中介绍了百岁老人们的共同点：食饮均衡、生活规律、起居有序、心胸宽阔、不妄劳作、乐做善事、自我调节、淡泊宁静、快乐生活、适度锻炼……让我们一起做到"预防为主、综合养生"，快快乐乐、无病无痛地活到老。

　　真诚感谢参与"丛书"编写的各位专家，感谢中国农业出版社对出版工作的大力支持。此套"丛书"的付梓也离不开中国食品工业（集团）公司、北京市科学技术协会、中国长寿工程基金会、天士力控股集团有限公司、泰康之家管理有限公司等单位长期以来的大力支持，在此一并表示衷心地感谢！

　　"丛书"出版是我们为孝老、爱老、敬老献出的一份厚重的心意，"丛书"将成为老年朋友实现健康长寿的良师益友。敬祝天下老年朋友健康长寿！

中国老年学学会老年营养与食品专业委员名誉主任

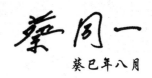

癸巳年八月

第一章　老年与老年病/21

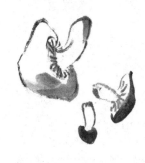

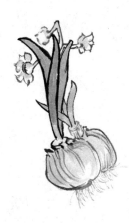

第四章 老年常见病的调养汤、粥/126

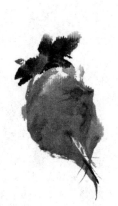

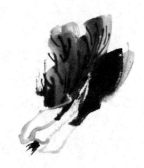

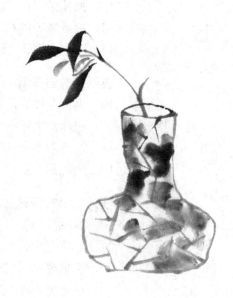

第一章

老年与老年病

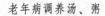

按照我国人民的生活习惯及对老年生理的认识，一股所谓"老"，多指年龄在六十岁以上。人年过六十岁以后，形体和精脉、内脏器官形态功能都发生较大变化，气血不足、功能失调，精力衰退，适应外界的能力降低，容易招致外邪的入侵而引起疾病。祖国医学也把六十岁以上称为老年期。

为了进一步探索衰老的奥秘，认识老年各个时期的生理变化，观察老年各个时期的发病规律及其防治情况，医学上将老年期按年龄再进行大致分期，一般五十到六十岁称为老年前期；六十一至七十岁称为老年期，七十一至八十岁称为高年期，八十岁以上称为超高年期。

一

老年病和老年病的特点

（一）老年病

通俗地说，老年病即是老年期所患疾病，其所涉及的医学领域主要有老年基础医学、老年临床医学、老年流行病学、老年预防医学等方面。

老年医学又称老年病学，是研究老年期身心健康和疾病防治的科学，是从临床医学中新分离出来的，它也是老年学的一个分支。老年医学包括老年基础医学、老年临床医学、老年流行病学和老年预防医学等。

1. 老年基础医学

是从老年人各器官、系统的组织、形态、生理、生化功能的增龄变化，去探索衰老的机制及延缓衰老的方法的学科。

2. 老年临床医学

是研究老年人常见病、多发病的病因、病理和临床特点，从而寻找有效的诊断和治疗方法，其中包括老年人的护理及康复医疗，以达到增进健康、延缓衰老之目的的学科。

3. 老年流行病学

是通过流行病学调查，分析老年人的健康状况，老年人常见病与多发病的分布，老年人的死亡原因等，从而研究遗传、环境、生活、卫生和心理等各种因素对衰老和疾病的影响，为老年人的防病治病和卫生保健提供科学依据的学科。

4. 老年预防医学

主要研究老年病的预防和保健措施，以达到增强老年人机体各器官的功能，维护老年人身体健康之目的的学科。

（二）老年病的特点

老年疾病的特点可归纳如下几个方面：

1. 全身脏器功能低下，免疫功能差，抗病能力减弱，容易发生感染性疾病

老年人呼吸道感染，易患感冒、支气管炎、肺炎等；泌尿系统感染，易患膀胱炎、肾盂肾炎；胃肠道感染，易患胃肠炎、痢疾等。

2. 常同时患多种疾病，并发症多

据统计，老年病患者多同时患两种以上疾病，如患高血压、冠心病的，可同时患高脂血症、胆石症、糖尿病等；患慢性基础疾病（主要指三大类疾病：基础代谢障碍、免疫功能低下、重大慢性消耗性疾病）的，可由于受凉而发生肺炎；患病的老人可由于进食、进水减少，或由于吐、泻而发生脱水酸中毒；患慢性疾病长期卧床的，较年轻人更容易并发坠积性肺炎、肌肉废用性萎缩、静脉血栓、骨质疏松症、褥疮等。老年人还由于可出现多器官能衰竭，因而猝死率较高。

3. 症状轻而隐袭发病多，表现常不典型

因为老年病常常症状轻而隐袭发病多，表现常不典型，故早期容易误诊。许多疾病发展快、恶化较迅速。特别应警惕无症状疾病，如无痛性心肌梗死、无症状细菌尿等的发生。

4. 老年退行性疾病、代谢紊乱性疾病和恶性肿瘤等病较多

老年人组织器官老化、免疫功能减弱，故发生老年退行性疾病、代谢紊乱性疾病和恶性肿瘤较多。如骨质增生症、高脂血症、糖尿病、痛风、胃癌、肺癌、肝癌、乳腺癌、子宫颈癌等。

5. 发生呕吐后易发生水、电解质紊乱

老年人饮酒比例较大，酒后发生呕吐后，轻者可有表情淡漠、反应迟钝、容易疲劳、烦躁不安、谵妄等，重者可有昏迷、肌肉抽搐、心律失常和呼吸困难等。

6. 多种因素可促使老年人疾病的发展和预后不良

机体特点和情绪控制不利等因素都使老年病预后不良，如发怒诱发高血压、脑出血；长期卧床导致静脉血栓；酗酒呕吐发生水及电解质紊乱；吸烟诱发肺癌、口腔癌；外伤骨折可致肺部脂栓塞等。发生疾病时，老年人要注意克服主观、固执的缺点，认真听从医师的忠告，积极配合治疗。对老年病应以综合疗法为主，亲属和护理人员要精心护理。

7. 用药容易发生副作用

老年人胃肠功能差，一定程度地影响药物的吸收，也易引起胃肠道反应。肝脏是药物在体内重要的代谢、解毒器官，老年人肝内促进药物代谢分解的酶活性降低，解毒功能明显下降。老年人的肾功能也多减退，药物的排泄减慢，容易导致药物在体内蓄积而发生中毒。因此，老年人用药务必谨慎，剂量宜适当低于青壮年，已有肝肾病变及功能减退者更要小心。影响肝功能和肾功能的药物尽量少用。如果同时用几种药，一定要按照医生处方用药，切勿自己随便滥用。

8. 老年人急诊可能发生误诊、漏诊

老年人来急诊就诊时，不管什么症状均要认真对待，如80岁老年人体温在37.5℃时，即应当按危重病对待，要认真做体检，并做相关检查，以便于及时发现问题，避免误诊、漏诊。

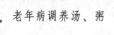

二

祖国医学对衰老及老年病的认识

《黄帝内经》及其后的各种医学著作中，有关老年病防治的专论或专著是研究中医老年病学的主要参考文献。例如，关于人的天然年寿的认识，《黄帝内经·素问·上古天真论》及《黄帝内经·灵枢·天年》均指出：人之寿百岁而死；《尚书·洪范篇》：以百二十岁为寿。这和现代科学研究认为哺乳类动物寿命，是用其生长期乘以 5～7 的寿命系数测算的结论基本一致。

又如关于衰老机制的认识，《黄帝内经·素问·上古天真论》中有：女子……六七，三阳脉衰于上，面皆焦，发始白；七七……天癸竭，地道不通，故形坏而无子也；丈夫……五八，肾气衰，发坠齿槁；……八八，天癸竭，精少，肾脏衰，形体皆极，则齿发去……的描述。这些为我们中西医结合研究衰老的机制提供了宝贵材料。

我国历史上著名的唐代医学界老寿星孙思邈（公元 581－682 年），寿至 102 岁，在其所著的《备急千金要方》和《千金翼方》中，结合临床实践和亲身体会，在所写的"养性"，"食治"、"退居"、"养老大例"及"养老食疗"等卷篇中，认为老年病治疗以饮食治疗和药物补益为主，"食疗而不愈，然后命药"，主张节护精气神，饮食清淡，主张运动，"养性之道，常欲小劳，但莫大疲及强所不能堪耳"等。

宋代陈直所著的《养老奉亲书》对老年人起居护理、食药调配、精神保健及四时摄养也都提供了非常实用的经验和方法，包括老年人用枕、用床、用椅等的要求，非常细致入微。清代乾隆年间医学家曹慈山，寿至九十余岁，所著《老老恒言》从老年人衣、食、住、行到气功导引和药粥等，也作了系统阐述。

宋代官修方书《太平圣惠方》中所记载的"神仙方"尽管有"长生登仙"等言过其实之辞，但所列诸方药物，如枸杞子、黄精、地黄、天冬、槐子、菊花、灵芝、仙茅及泽泻等药，据现代研究结果，也从另一侧面说明了这些药物在治病的同时也有抗衰老作用。

以上只是列举了若干例子，其他如老年病医案等的记载也很多，同样蕴藏着老年病医治、调养的宝贵经验。

（一）不过分悲观也不过分乐观，快乐安享幸福晚年

目前，我国正在加速过渡到老龄化社会。毋庸讳言，生命个体经历的生命历程越长，其患病机会也就越多。因为生存时间长了，受到的各种外界不良刺激也增多了，自身细胞变异的机会也增加了，所以，老年人易患病。但这并不是说人老了必然会生病。

年老体衰并不可怕，可怕的是有些老人患了"疑病症"，把自己身上每一种衰老的表现都看作是疾病的征兆，以至于终日忧心忡忡，失去了本应享受的幸福晚年。有些老年人则走向另一极端，认为身体的一切病变都是衰老的表现，因而掉以轻心，失去了治愈疾病的时机，他们生活得虽然看似很快乐，但他们原本应该快乐更长时间的，而因为过于乐观，丧失了治疗和延长快乐的机会。这两种老年朋友其实都混淆了病与非病的界限。

我们都见过白发苍苍的老人，可见老人黑色素代谢障碍是很普通的。但如果一个老人的毛发、皮肤全都有色素脱失，我们就不能仅仅认为那是衰老的表现了；一个老人视物不清或无大碍，但若借助眼镜仍不奏效，就该请眼科医生检查一下，是否患了白内障或眼底病之类的眼疾；国人年轻时大多不注意口腔保健，故老年人中牙周病患病率几乎为100%；再如老年人运动能力差，运动后气喘吁吁，纯属正常。但若静坐时也上气不接下气，就真应该去医院检查一下了，如此等等，绝非衰老一言可蔽之了。

　　以上所述并非要给各位"老"朋友补上医学课，只是希望那些过于紧张的"老"朋友放松些；那些过于乐观的"老"朋友谨慎些。目的是一致的，就是希望"老"朋友能更长久地安享幸福的晚年。

（二）传统医学对衰老的认识

　　传统医学认为，人的衰老体现在以下方面：

1. 面焦发堕

　　人到老年，脏气日衰，加之不注意摄生，就会表现面焦发堕的老态。肾藏精，头发的生长与肾精及阳明多气多血有关。"五八，肾气衰，发堕，六八，阳气衰竭于上，面焦，发鬓变白，……八八，……则发去"（《黄帝内经》）。随着人体衰老、发展，精血日益亏耗不足，不荣其肤发，则皮肤干瘪、齿不润泽，面部皱纹出现，头发开始变白或脱落，最后面部皱褶增多，发鬓变白，甚至枯槁无泽、秃顶，显露衰老的征兆。

2. 耳目不聪

《千金翼方》："人年五十以上……视听不稳"。目不仅为肝之窍，且为五脏六腑精气所注之所。目的视觉功能，有赖于肝血的滋养，"肝和则目能辨五色"，当人进入"五十岁，肝气始衰……目始不明"，提示老年人肝血不足，常感视物模糊，"笑则有泪"（《格致余论·养老论》）。尤其看近物的视力减退，目睛干涩不适，昏花甚或夜盲。

耳的听觉功能依赖肾脏精气的充养，老年人精亏，耳失濡养则常感耳聋耳鸣。精亏则"……视听言动，皆或废懒"，或"耳目半失予视听"（《脾胃论·远欲》）。凡此皆是老之征兆。如果精脱神衰，出现戴眼瞳子高（目睛上视，瞪眼仰视），或"目眶陷，真脏见，目不见人"，耳轮干枯焦黑，又是肾亏的征兆。

3. 健忘嗔怒

"人年五十以上……忘前失后……万事零落，心无聊赖，健忘瞋怒，情性变异"（《千金翼方》）。诚然，人之衰老，阴精不足，不能养心强神则健忘；神失所养，则失眠多梦，呈现"昼不精，夜不瞑"的状态。

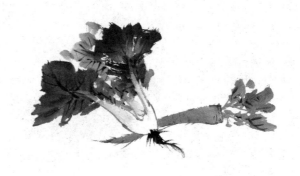

老年人"内虚脾弱，阴亏性急"（《格致余论·养老论》）。在性情上经常感到"百不如意"、"怒火易炽"，有的因为阳气虚或阴阳俱虚，又表现出性情淡漠、孤僻，甚至如痴如呆，或自言自语、或妄想等精神方面的一系列异常变化，呈现一派衰老的特征。

4. 食欲不振，进食无味

"脾气通于口，脾和则口能知五味矣"。老年人脏腑虚衰，常发生一系列的病理变化。如脾气虚弱，运化不足，则食少腹满；脾虚寒，运化失常，则食少便溏；脾虚湿盛，运化受阻，则口淡乏味；胃阴亏虚，受纳失职，则饥不欲食。老年人脾不健，对饮食、口味的影响是很大的，所以《千金翼方》说，人至老年，五十以上……食饮无味。

5. 腰酸、阳痿

人至老年，肾阴、肾阳在生理上处于低度平衡状态。肾阴、肾阳不足，常有腰酸、阳痿征候出现。

腰为肾府，肾阳虚弱，不能温养督脉，常致腰酸腰痛、畏寒怯冷；肾阴虚弱，不能生髓充骨，亦能发生腰酸腰痛，并常伴有发落齿摇、足跟痛、颧赤、手足心热等症，若肾阴、肾阳并虚至严重程度时，则可出现脊柱弯曲、手足发抖、步履不稳的先态。

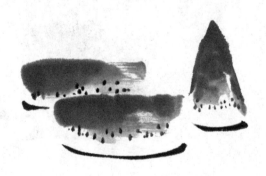

（三）脏腑的衰老体现

1. 心系统的衰老

丘处机说：人年六十，心气衰弱。他明确指出，老年以后心功能减弱，其原因是心气逐渐衰退，运行不畅。由于心气虚弱，血液运行无力，可在临床出现以心脏功能衰减为主要表现的症状，如心中空虚而悸动，气短而促、劳则加剧，脉象细弱、迟缓或结代。

老年人随着年龄的增长，脏器精血亏耗，加之对世事深谙，易于多思多虑，从而耗损心血，致使心血衰少，而血虚则无以养心，故老年人常见失眠、多梦、健忘，甚至眩晕、面色无华。

现代医学认为，年老时，心肌出现退行性病变，如老年性淀粉样变。老人的动脉也出现结构改变，并产生相应的功能变化。

2. 肝系统的衰老

"五十岁，肝气始衰，肝叶始薄，胆汁始灭，目始不明"（《黄帝内经》），对老年肝脏衰老变化讲得非常清楚，既有实质改变，又有功能变化，与现代医学认为老年以后肝脏萎缩、重量减轻大致一样。肝气衰，是指肝的主要功能减退，既包括疏泄功能衰减，又包括肝血、肝阴不足，故人到高龄以后，每见寡言少欢、多疑多虑、急躁易怒、失眠多梦、嗳气腹胀、食纳减少等情志变异及消化减退、气血不和等老年特征。老年肝血不荣，筋膜得不到濡养，常出现动作迟缓，关节运动乏力，指甲亦变脆、变厚、枯槁不荣等老年病态。

肝与胆相表里，肝虚必影响到胆，有些老年人往往遇事犹疑不决、瞻前顾后，均属于老年人胆气不足的生理特点。因胆能助消化，而老年人胆的疏泄功能减弱，注入胃肠的胆汁减少。故一般年高之人消化能力薄弱，特别是食入膏粱厚味之后，不易消化更为明显。

3. 脾系统的衰老

人到老年，脾之阳气日渐虚衰，其运化水谷和运化水湿的功能比一般人更为低下，故脾气、脾阳虚衰应是老年常见的病理基础，从主观感觉上不如壮年，有头昏、目眩、腹胀、疲乏等的出现。

"老人肠胃皮薄，多则不消"（《千金翼方·养老食疗》）。老年以后胃肠功能减退，出现"胃黏膜变薄"、"分泌各种消化酶的腺体萎缩"、"胃及大小肠扩张"。临床常见食少、腹泻、便秘等证。

总之，老年脾胃虚弱，消化功能减退，逐渐出现全身性气虚征候，如少气懒言、四肢倦怠无力、面色萎黄等。

4. 肺系统的生理病理变化

年老时，肺气常表现不足，呼吸的能力亦减弱，体内浊气常不能顺利排出，清气亦不足以纳入。因此，人体全身之气，如元气、宗气、营气，卫气等的化生、运行及其功能活动均受到影响。从而形成老年人常出现不耐劳作，呼吸功能和血循环功能往往随着年龄的递增而不继断减退。

现代医学认为，由于骨骼、韧带和胸部肌肉萎缩、硬化，出现"桶状胸"，肺的弹性逐渐减退，从而使残气量逐渐增加，肺活量逐年下降。

因肺开窍于鼻，肺气和，呼吸利嗅觉才能灵敏。老年人因肺气不足，鼻功能减退。常表现为嗅觉欠灵，清涕自出。

5. 肾系统的衰老

《黄帝内经·素问·阴阳应象大论》说："年六十，阴痿，气大衰"。这里的阴痿，即指人到老年时，肾所藏之阴精不足。这样肾阴、肾阳均虚。而肾阴肾阳亏虚，无以化生肾气，肾气亦衰。随着肾气的虚衰，五脏六腑的生化功能减退，全身出现一系列衰老的征象，如天癸竭、精少等，从而出现生殖器官萎缩，性功能逐渐消失。

由于肾的气化不足，肺、脾、三焦等脏腑在水液环流代谢过程中的功能减退，水液不能正常输泻，常见目下如卧蚕状、小便排出无力、夜尿频繁等。

老年人肾的摄纳作用一般较弱，气不归元，故呼吸时，常有短气之感，且常出现头晕，记忆能力减退。肾的精气衰减，气化不足，肾精不能充养于耳，故一般老年人听力逐渐减退，甚或耳聋失聪。

由于精生髓、髓养骨，而老年人肾精不足，骨失所养，故常有步态不稳，牙齿脱落、稀疏，牙根外露，而且骨质变得疏松，易于折断。

现代医学认为，老年人的肾由于萎缩，体积小、重量减轻、皮质变薄，功能性肾单位可减少到青春期为 1/2 或 1/3。老年人体内肾上腺皮质激素（ACTH）总量上升，终至胰岛素不足，所以，老年人糖尿病发生率高。

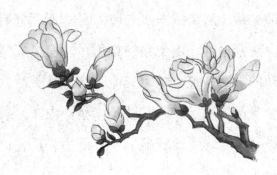

（四）血气精神与衰老

陶弘景《养性延命录》中说：道者，气也，保气则得道，得道则长存……精者，血脉之川流，守骨这灵冲也，精去则骨枯，骨枯则死矣。这里的气，指真气，包括元气、营气、卫气、脏腑之气等，是生命活动的根本和动力，为生化之根。精，即阴精，包括肾脏所藏先天之精在内，是构成人体和促进生长发育的基本物质基础。精与气相互滋生，是维系生命的关键。精充气足，才能延缓衰老，健康长寿。而精亏、气惫，是早衰变老的原因。任何损伤精气的内外因素，都能加速衰老、减少寿命。

因此，尽管人体衰老的原因繁多，表现复杂，但都伴随着精气的病变。《黄帝内经·灵枢·决气篇》里说：精脱者，耳聋，气脱者，目不明。故长寿防老、祛病保生，关键亦在于保养精气。精为生命超源和生长发育的物质基础。"夫精者，身之本也"（见《黄帝内经·素问·金匮真言论》）正指此而言。

神是脑的功能，是脑的一切思维活动的总称。从生理方面说神是：魂、魄、意、志、思、虑、智；从功能方面讲，是协调脏腑功能、平衡全身运动。

精与神的关系，《黄帝内经·灵枢·本神篇》中说：故生之来，谓之精，两精相搏谓之神。明·张景岳解释说：两精者，阴阳之精也，说明精生神，由于精的作用，才能生成精神意识活动，精神是生命活动的最高体现，精力充沛，则思维灵活、聪明练达、脏腑功能协调，全身保持稳定状态，就是"精神内守，病安从来"、"阴平阳秘，精神乃治"，生命旺盛，具有活力。反之，精神损伤，思维迟钝、头脑昏蒙、五脏六腑皆摇、活动失调、稳态破坏、身体力怯，表现出整个机体衰老。

精所以耗，神所以虚，脑力所以不足，原因是多方面的，但主要是"不时御神"，为喜、怒、忧、思、悲、恐、惊所伤，情态失调，耗伤精神。唐代孙思邈说：善摄生者，常少思，少念，少欲，少事，少语，少笑，少愁，少乐，少喜，少怒，少好，少恶。行此十二少者，养性之都契也（引自《备急千金要方》卷二十七·养性）。强调不善于调养精神，过多的精神意识活动会损伤精神，而正常的、协调的精神意识活动，是"养性之都契"，是卫生保健的首要问题。

（五）阴阳失调与衰老

《黄帝内经·素问·宝命全形论》里说：人生有形，不离阴阳，即人体的生命活动，必须以阴阳为依据。《黄帝内经·素问·阴阳应象大论》里明确指出，人的衰老同阴阳失调有关，即"能知七损八益，则二者可调；不知用此，则早衰之节也"。可见，阴阳失调能导致衰老，而调节阴阳就有抗衰老的作用。

根据阴阳平衡在体内的重要性，大医学家朱丹溪认为，由于人之情欲无涯，致阴精日日消耗，从阴阳完实起，阴气仅够供给30年视听言动之阴耗，因此人身之阴难成易亏，阴常不足，老年人六七十岁后阴不足以配阳，孤阳几欲飞越，易患病减寿。针对衰老与真阴不足的关系，许多医家主张节欲养性，惜存阴精，以防衰延寿。

人到中年以后，由于阴阳平衡失调，机体即可受到各种致病因素的侵袭，从而疾病丛生，出现衰老。如唐代药王孙思邈说："人五十以上，阳气日衰，损与日至，心力渐退，忘前失后"。他明确指出，中年以后，阳气日渐损伤。而阳气虚损，阴气自然偏亢，衰老也逐渐形成，若发展到"阴阳离绝"，则会导致精气绝灭，人必死去。

三

老年人需要特别注意的问题
——疼与不疼

（一）疼痛、疾病到来的预警

德国基尔疼痛专科医院医生格尔教授指出，疼痛往往是疾病来临的预警信号，越早诊治越能更好地查明疼痛的原因，有七种疼痛需要认真对待。

1. 头部疼

头晕可能是中风；头突然剧痛，有时甚至伴随着视觉和听觉障碍，这可能是偏头痛发作；同时出现眩晕和呕吐，这可能是静脉破裂引起中风的表现；如果再有颈椎发硬，那可能就是脑膜炎。

2. 胸部疼

若胸部出现钻心的疼痛，有心肌梗死的危险；在胸骨后面或左侧，伴随着上臂抬起疼痛，这是心肌梗死的信号，另外还有可能是动脉瘤；如果平躺疼痛加剧，可能是得了食管炎；如再有呼吸短促，就可能是肺栓塞。

3. 上腹疼

难耐的疼痛与恶心是绞痛的警报；如果上腹部发生钻心的疼痛，很可能患上食管炎；若是伴随着阵阵恶心、呕吐，则可能是得了胆绞痛或胰腺炎。

4. 下腹疼

如果下腹突然出现剧痛，腹壁抽搐，伴随着恶心，预示着可能是阑尾炎、卵巢囊肿、宫外孕、子宫肌瘤、膀胱炎等疾病。

5. 背部疼

椎间盘突出像刀扎一样疼，尤其在"不正确地运动"之后，背部感到像刀扎一样的剧痛，大腿有可能感觉异常，这是急性椎间盘突出症的症状；如果伴随着下腹疼痛与恶心，那可能是肾绞痛。

6. 腿疼

腿关节持久疼痛多为关节炎；如果臀部也剧痛，可能是髋关节炎；如果小腿钻心地剧痛，并伴随着肿胀，可能是小腿发生了血栓；如果连走路都疼痛难忍，甚至恶化，则可能是急性腿动脉狭窄。

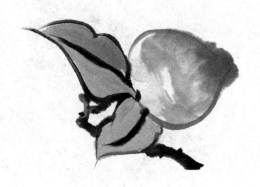

（二）注意警惕无痛性疾病

我们有一种错误的观念，认为无痛就没有疾病。其实有好多疾病是以"偷袭"的方式伤害人体的，使人浑然不觉，往往因延误抢救和治疗而造成不良后果。以下无痛疾病应该引起重视：

1. 无痛性心肌梗死

心前区疼痛是心肌梗死的重要症状，但也有一些人发生急性心梗时并无心前区疼痛症状，医学上称为"无痛性心肌梗死"。急性心肌梗死患有 15%~20% 无疼痛症状。某些老年人患糖尿病会出现"无痛性心梗"，是因为心肌的营养障碍，神经末梢痛觉迟钝，有的还合并有脊髓神经病变，影响痛觉的传递，故易发生"无痛性心梗"。

专家提醒，凡遇到下列情况时，即应高度怀疑心肌梗死的可能：

❶ 有难以形容的胸背部或上腹部不适（容易误认为胃病）；

❷ 出现阵发性呼吸困难；

❸ 突然发生面色苍白、出冷汗、急躁；

❹ 近期不明原因的血压下降（非因服降压药所致）；

❺ 病人骤然神志不清、昏厥或抽搐，此为急性心肌梗死并发了严重的心脑缺氧的表现。

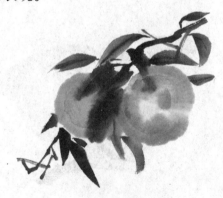

2. 无痛血尿

无痛性间歇性血尿为肾脏肿瘤一大特征，其中大多为恶性肿瘤，主要包括有肾癌、肾盂肿瘤和肾胚胎瘤。有些患者因为不感到疼痛而不当回事，直到肿瘤晚期疼痛出现才想起去医院检查，错过治疗的宝贵时机。因此，发现血尿，虽然无痛，也应及时就医。可做静脉或逆行尿路造影，或者做 B 超、CT 检查，以找出躲在深处的肾脏肿瘤。

3. 无痛性便血

如果出现无痛性大便带血并伴有排便习惯改变，应该尽早去诊治。腹泻、黏液血便、便秘等症状并非结肠癌所特有，但是大部分结肠癌的病人都会有这种症状，由于往往与痢疾、肠炎相似，通常不被人们重视。所以，凡是 40 岁以上患者在血便的同时伴有原因不明的排便习惯改变，不论有无疼痛的感觉，都应该抓紧检查，争取早做诊断，因为许多癌症都是不痛的。

4. 无痛性阴道出血

绝经期妇女若出现"倒开花"——无痛性阴道出血，其中多数是生殖系统癌瘤在作怪（子宫肌瘤、子宫颈癌、子宫内膜癌等），应及时去医院妇科检查，并彻底治疗。

5. 无痛性消化性溃疡

消化性溃疡的典型临床表现是患者会出现慢性节律性上腹部疼痛。然而，研究表明，并非所有的溃疡病患者都会出现上腹部疼痛，有大约 1/3 的患者疼痛表现会很轻微，这种情况更多见于老年人。由于无痛性溃疡的疼痛症状不明显，使得患者患病后容易被误诊，甚至有时候病情已经加重患者却全然不知。如有些老年人直到溃疡病发生出血、穿孔或癌变时才诊断清楚，而此时病情已经非常严重。因此，对于出现上腹不适、恶心、反酸、嗳气、便血等症状的老年人，不要盲目按消化不良等疾病治疗。特别是那些服用制酸、助消化或促进胃肠蠕动药物无效，或平时经常服用解热镇痛药物、激素类药物的患者，更应该警惕无痛性溃疡发生的可能性，应该尽早到医院做胃镜或钡餐检查，以求尽快确诊，尽早治疗。

6. 无痛性咳嗽、咳痰、咯血

咳嗽、咳痰、咯血、胸痛为肺癌的主要症状，但是，有不少老年肺癌患者，因为缺乏这些典型的症状，贻误了诊治时机。临床医学统计表明，仅有1/4的老年肺癌患者会出现典型症状，大部分病人都是在健康检查时被发现的。

专家提醒，凡年龄在40岁以上的吸烟男性出现刺激性咳嗽持续2~3周，治疗无效者，持续性痰中带血无其他原因可解释者；反复同一部位肺炎者、原因不明的肺脓肿者、抗炎治疗效果不佳者、原因不明的四肢关节疼痛及杵状（趾）等，即使无胸痛表现，亦应警惕有肺癌的可能，须进行必要的检查，早发现、早治疗。

7. 无痛性肿块体

出现无痛性肿块多是肿瘤的征兆，可以是良性肿瘤，也可以是恶性肿瘤的早期阶段。由于不痛，许多患者就不太注意和重视，当肿块长得很大至疼痛时，已失去诊治的最好时机。

例如，颈部出现无痛性肿块可能是颈部肿瘤如甲状腺瘤，也可以是发生于颈淋巴结的恶性淋巴瘤和各种转移癌（如鼻咽癌、喉癌、肺癌颈淋巴结转移）等所致；四肢、躯干出现无痛性肿块可能是软组织肉瘤（恶性肿瘤）所致。另外锁骨上、腋窝、腹股沟等处出现无痛性肿块也应警惕和重视。

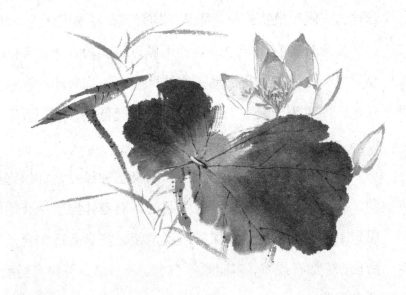

四

有症无病是怎么回事

　　门诊常遇到一些"不明原因"的病状，比如低热或水肿，经长时间多方检查，均未发现有致低热和水肿的病因，且症状虽长期存在，但患者身体一般状况良好，其中有相当一部分的是功能低热或特发性水肿，而非器质性疾病（指多种原因引起的机体某一器官或某一组织系统发生的疾病，而造成该器官或组织系统永久性损害）。

1. 功能性低热

以女性多见，其特点是长期低热不退，体温较正常人高出0.3~0.4℃，且随气温的高低而升降；清晨热退，午后热升；卧床休息时热退，活动或紧张后热升；此外，还常有多汗、手颤、心悸、心动过速、失眠等植物神经功能紊乱的表现，易被误认为甲状腺功能亢进。

如果怀疑有功能性低热，可做以下实验：患者头一天下午卧床休息，第二天下午进行活动。在这两个下午均每小时测一次体温，测五六次。如果头一天下午（卧床休息）无低热，第二天下午（活动）有低热，就说明是功能性低热。

功能性低热是因交感神经和副交感神经（合称植物神经）平衡失调，导致体温调节功能紊乱引起的，对身体健康不会造成损害，对此思想上不必紧张。只要保持乐观情绪，注意劳逸结合，适当参加文体活动，生活有规律，多能渐渐自愈。不愈者，可向有经验的医生咨询，适当用药。

2. 特发性水肿

特发性水肿几乎都发生于女性，与劳累和情绪波动有一定关系。一般下午较重，上午较轻，上下午体重可相差数千克，水肿部位以下肢较显著，几经检查均未发现有心、肝、肾、内分泌等与水肿有关的疾病。

如果怀疑是特发性水肿，也可通过实验检测得以明确。患者于头一天清晨排尿后，20分钟内饮水1000毫升，然后卧床休息，每小时排尿1次，共4次，测总量；第二天同样方法复测一次，但不卧床，或直立或工作或活动。如果第二天的尿量比头天少一半以上，则为特发性水肿。

特发性水肿亦非器质性疾患，原因尚未十分清楚，可能与女性内分泌的周期性变化有关，对健康亦不造成损害，故不必心怀恐惧。只要注意休息，避免过度劳累，保持乐观情绪，多可自行缓解。水肿较严重的，也可适当服些利尿消肿药，赤豆煮食亦有良效。

不过，功能性低热也好、特发性水肿也罢，均需经过全面细致检查，排除与之相似的器质性病变之后，再通过实验观察，方可确定。否则，贸然认定，可以造成误诊而延误病情。

五

老人亦能得"年轻病"

有这样一个病例：因突然发热、胸闷、气急，68 岁的李老伯被子女慌忙送到医院。因为患有高血压，所以子女认为他理所当然应到心脑血管科就诊。然而治疗后李老伯反而出现了心力衰竭症状。经多方会诊，老人被确诊为风湿热。

"风湿热？这是年轻人才会得的病啊？"李老伯很纳闷。

如今，中老年人对三高（高血压、高血脂、高血糖）等心脑血管症状都相当警觉。一出现胸闷气短、头晕目眩等状况，就先到心脑血管科就诊。然而从目前临床现象来看，老年人患其他原因心脑血管疾病，包括年轻人常见病的情况相当多。

例如，有一位 70 多岁的患者，患心室间隔缺损，这本是一种先天性心脏病，多见于儿童。但如果患者小时候心脏缺口很小，则会症状不明显，进入老年后，在其他疾病的激化下，原发病症显现。类似情况还有，如一种心脏病，叫预激综合征，病变多起于青少年时期，有人长期无症状，到了老年才开始出现心律失常等状况，极易引起误诊。

疾病在不同年龄的人群中的确有一定的分布规律，如儿童易患麻疹、脑膜炎等症，年轻人易患消化性溃疡、胃出血等症，老年人易患老年痴呆、心脑血管疾病等，但这不等于老年人不会患上小孩子们的病。现在老年病正在呈年轻化趋势，"年轻病"也不绝对与老年人绝缘，会有老人患上流行性脑膜炎、麻疹、消化性溃疡、肥厚性心肌炎等年轻人才会得的病。

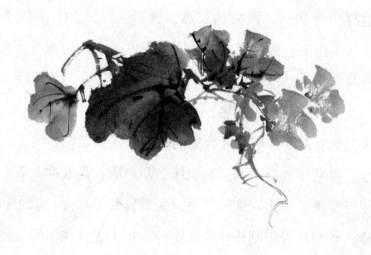

六

老年人不应讳疾忌医

有些年纪大的人得病后不愿到医院去看病。

1. 不应怕字当头

一些仍在工作的老人怕耽误工作；怕查出严重疾病；怕影响儿女们的工作；怕传染上其他疾病；怕打针；怕等候时间长；怕看病时大夫问得少看得快；怕做检查时上楼下楼来回跑；怕大医院人多，又怕小医院看不了……

这些"怕"有些是来自病人自己，有些则来自医院的服务不够理想。但是"怕"是一种消极的回避，若有病后不及时就诊，贻误治疗，岂不是带来更大的麻烦？怕没有用，有病躲不过，不如早看为好。

2. 不应自我解释

❶ 出现症状，自己总能解释其原因，如消瘦——睡眠不好；乏力——年纪大了；胃痛——饮食不当；发热——受凉了；尿黄——上火了。自己的解释和医院的诊断差距有时极大。有位老年人，发烧3天、干咳，自认为是受凉了，没去看，3天后体温升至39℃以上，开始右胸痛才去看病，医院诊断为"肝脓肿"。

❷ 根据症状，自己诊断。有的老年人根据自己的经验为自己诊断，结果耽误了治疗。如一位老人便血，自己认为患了痔疮，到肛肠科门诊看，确有痔疮存在。治疗几个月一直不见效，便血持续，才到消化科看病，经肠镜证实为结肠癌并伴有肝转移。

❸ 曾患某种疾病，几年后又出现与原病相同症状，便自己断定是旧病复发。一位老年女患者，5年前因胃痛经胃镜检查诊断为"溃疡病"，治后病愈。5年后再次胃痛，自服多种治溃疡病的药一周，症状不消失方到消化门诊看病。医生请她去做心电图，老人先表示拒绝，大夫劝说后才去检查，结果诊断为"急性心肌梗死"，经住院治疗病情好转。病人不知，发生心肌梗死时可有"胃痛"表现。

3. 不应自己买药吃

❶ 根据电视药品广告买药，认为既省事又准确对症治病。

❷ 药价便宜，甚至还有1元钱的药，合算！

一位老人，因胃痛，根据广告宣选传选购入了一种胃药，服药后感觉胃痛减轻，但1个月后症状加剧，食欲减退，体重下降，到医院看病，经胃镜诊断为胃癌（晚期），已失去手术治疗的可能。

生病了怕没有用，尤其是老年人，如果因为怕这怕那耽误最佳治疗时间，痛苦的还是自己。另外，一种疾病往往会有多个症状，且相同的疾病，在不同病人身上又有不相同的症状表现，病人为自己"诊断"、自己"开药"，真是一件轻率不可靠的事情，太容易因"误诊"而造成遗憾。有病早到医院，早诊断、早治疗才是上策。

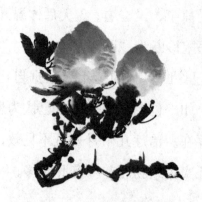

七

老人尤应当心那些在夜晚"为非作歹"的疾病

据不完全统计，夜晚是一天中发病及死亡的最高时段，大约占总发病及死亡人数的76.1%。一些年老体弱或罹患严重疾病的人，也常在夜间离开人世。这是为什么？

1. 副交感神经夜间兴奋，引发多种症状

被称为人体"司令部"的大脑皮质在白天以兴奋为主，器官各司其职，均处于最佳状态。夜间，大脑皮质以抑制为主，器官进入休息状态，这时专管内脏活动的副交感神经便处于兴奋状态。

副交感神经能使气管、支气管的平滑肌痉挛，并使支气管黏膜分泌物增多，堵塞支气管，造成缺氧及哮喘发作。副交感神的兴奋还可使营养心脏的冠状动脉收缩，造成供血不足，而引发心绞痛，甚至心肌梗死，同时使血液流动减慢，使脑血管形成血栓。副交感神经会使胃的蠕动加强，消化液分泌增加，胆囊收缩，胆汁、胰液分泌增加，使肠绞痛，胃溃疡、胆胰疾患容易发作。副交感神经兴奋性增高也是引起咳嗽反射的主要原因。

2. 人体生物钟规律，激素水平所致

人体内有些激素呈周期性分泌，具有一定的昼夜节律性，这就是生物钟现象。其中，促肾上腺皮质激素与肾上腺皮质激素，好比水和

空气，是维护人体正常生命活动的基本物质。

它们在正常生理状况下，每天清晨睡醒或活动开始时（早晨 8 点以前）浓度最高，以后逐渐下降，至半夜最低。肾上腺皮质激素在人体生理活动中具有重要作用，如肾上腺皮质激素中的糖皮质激素能相对抑制肌肉中糖的利用，使血糖增高，维持人体正常生理功能。另外，糖皮质激素对人体的免疫细胞如淋巴细胞、吞噬细胞等有再分布作用，能抗过敏、抗毒素、抗炎症。当夜半时分，激素浓度较低时，上述功能不能得到充分发挥，则不利于病情的控制。

3. 睡眠中生理功能减弱

睡眠时人体生理功能会发生一系列变化，如感觉功能减退，呼吸、心率减慢，血压降低，血液中二氧化碳结合力上升，呼吸中枢对二氧化碳敏感性减弱，肺通气量减少，等等。正常人能很快适应这种变化，而对病人、年老者则具有一定的危害性。

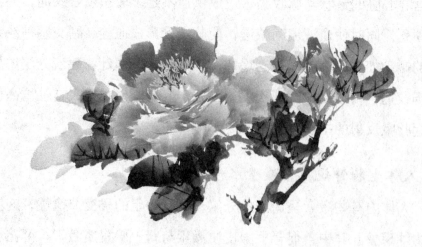

第二章

食物是最好的"药"，汤、粥是最佳调补饮食

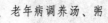
中国传统医学十分重视饮食调理。

中医认为饮食是人体营养的主要来源，是维持一体生命活动的必要条件。饮食调理得当，不仅可以保持人体的正常功能、提高机体的抗病能力，还可以治疗某些疾病；饮食不足或调理不当，则可诱发某些疾病。

一

身体调养，食物是最好的"药"

中国自古推崇"药食同源"的理论，并有"是药分三毒"的说法，中国人自古就知道，食物是最好的医药，自古以来积累了大量食疗方，并强调饮食的相宜、相忌，通过饮食治疗疾病、调理身体。

（一）药物，作用与副作用

药，是人类与疾病做斗争的武器。据统计，世界上有60%~80%的病患者是靠药物战胜病魔的。但另一方面，药物也有轻重不同的副作用。

西药类，抗生素虽能抗菌，但也会对人体产生各种不良反应。青霉素能引起过敏性休克，如抢救不及时还有生命危险；链霉素的毒副作用可使患者出现眩晕、耳鸣、耳聋等症；氯霉素能抑制骨髓，影响造血功能，严重者可引起粒细胞缺乏症或再生障碍性贫血；四环素、金霉素、土霉素等能影响胎儿和儿童的牙齿及骨骼的发育。现在，美国住院病人中16%的病症是由药物的副作用引起的，其中有多一半是使用抗菌素的结果。鉴于此，服用抗生素药物务须慎重，一定要遵从医嘱。

那么，中草药是否绝对平安呢？否。所谓"一剂草药保平安"的说法也无事实根据。不少中草药也有一定的副作用，如云南白药、当归针剂、板蓝根冲剂、牛黄解毒丸等，均可引起过敏反应。这些药物副作用引起的主要症状有：上消化道出血、溶血、尿血和药疹等。因此盲目地认为中草药万无一失，因而多吃或长期大量服用将有碍身体健康。虽然在方剂中，某些药物之间可以相互制约、中和，减少了副作用，但若长期服用，无疑是弊多利少。

有人认为，维生素是营养药、太平药，有益无害，多服益善。其实这种看法也是欠妥的。维生素C毒性甚小，但长期过量服用也会导致恶心、呕吐、腹痛和腹泻；严重者，可引起尿道结石。大量静脉注射维生素C，还能导致静脉血栓。人体缺乏维生素A、维生素D时，服用鱼肝油对健康是有益的，但如果把鱼肝油当滋补品，长期大量服用，又往往会造成毛发脱落、食欲减退、头痛、恶心、呕吐、腹泻、肝脾肿大等中毒症状。所以即便是营养药，也忌滥用。

对于老年人来说，更应提倡多用食疗，而少用药疗。

（二）小食物大功效

大量民谚都体现了传统医学"食物是最好的医药"这一思想，如"热天半块瓜，药剂不用抓"、"冬吃萝卜夏吃姜，不用医生开处方"、"女子三日不断藕，男子三日不断姜"、"荤素搭配,长命百岁"、"膏粱厚味,易伤脾胃"、"食不过饱,饮勿过量""鱼生火,肉生痰,青菜萝卜保平安"……体现了中国人传统的饮食、养生智慧。

食物对人体的保健作用是多方面的，从对正常人养生和对疾病治疗的不同作用来看，食物的保健作用可概括为"食养"和"食疗"两个方面。中国传统医学讲"药食同源"，认为很多食物都是"药食两用"的——即一种食物同时兼有养生和治疗两种作用，这些两用食物大多为动物和植物，属于天然食物，其成分具有多样性和复杂性，不仅含有够维持人体生命活动、增进人体健康的各种营养物质，同时还含有许多具有治疗作用的有效成分。药食两用食物组成成分的多样性、复杂性构成了食物养生和食物疗病的物质基础。

（三）老年病，饮食调理更好

根据老年病所居具有的特点，采用食疗法治老年病，比药物治疗具有更多的优点。

大多数老年病病程缓慢，经常反复，迁延难愈，常常历时几年、十几年，甚至终身。药物都苦口碍胃，中药煎服不便，难以长期坚持。《养老奉亲书》说：老年人皆厌于药而喜于食。《老老余编》也说：凡老人有患，宜先以食治，食治未愈，然后命药。

老年人厌药喜食，先食治而后用药，借助每天饭食，选用适合的调养食材，细水长流、润物无声，把毒副作用的风险降到最低。可见，用食疗法治疗老年病，是极其重要的方法。

二

饮食调养，汤粥最是相宜

"原汤化原食"。在民间，吃面、吃饺子后喝点面汤已成习惯，大家都认为这样可以帮助消化、助益脾胃、减少积食。用现代医学的观点分析，煮面条或水饺的汤含B族维生素、淀粉、糊精和诸多消化酶，吃面喝汤的确有助消化，所以"原汤化原食"是有一定道理的。

每一个国家和民族都有自己所喜爱的汤，我们炎黄子孙更以善制汤、爱喝汤而著称于世。特别是广东人，对喝汤格外讲究。汤与人体的健康有着非常重要的关系，这不仅国在汤味道鲜美、营养丰富，而且对人体来说，汤，这种特殊的烹调形式，本身就是一种保健剂。民间所流行的"饭前喝口汤，不用开药方，饭后喝口汤，消食保健康"的说法，很贴切地说明了这个道理。

用面汤来抢救重危急症自然是笑谈，但汤的确被广泛地应用于预防、保健、治疗、康复等诸多方面。不同的季节、不同的体质、不同的病症，要食用不同的保健汤。例如，夏天喝绿豆汤，可消暑解热；冬天喝羊肉汤，可壮阳祛寒；胖人喝冬瓜汤，可健美减肥；产后喝鲫鱼汤，可通乳滋补等。

以米煮粥，淀粉可以转化为糊精，大分子成分可在缓慢的煮熬中分解成易消化的小分子成分。老年人食疗，用粥膳更利于吸收，原因是老年人脾胃功能较弱、消化能力下降，加之牙齿松动、咀嚼无力、口腔唾液淀粉酶分泌减少，影响食物的消化吸收。而粥易消化，而且多具有健脾胃、生津润燥的效果，故老人常喝粥利于益寿延年。

与蒸、炒、炸、烧等烹调的方式相比，熬汤、熬粥更有食疗效果的原因是：

❶可把坚硬不可直接消化的部分中的营养成分，如骨骼、鱼刺作为食材，把其中的胶原蛋白等营养成分煮到汤、粥里。

❷可溶解于水的营养成分，可以更充分地溶解在汤、粥中，如氨基酸、盐类及微量元素等，这即使是汤羹的营养价值较高的原因。

❸汤、粥更适合做食疗药膳。一些中药及药食两用的食材更适合以做汤、熬粥的方法来发挥药性，如当归、党参、冬虫夏草等，最适合水煮，与鸡、鸭等煲汤，可提高其滋补作用。

❹汤、粥的食材大多软烂，不需咀嚼，一般容易消化和吸收，老年人多消化力弱，口腔唾液淀粉酶分泌减少，牙齿不全，更适合年老体弱者及病患者调养之用。

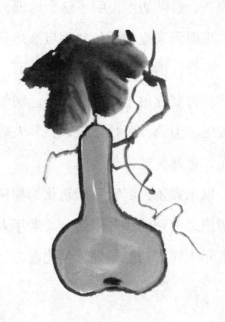

三

滋补调养汤、粥,做法很重要

说起滋补汤,我们自然会联想到广东的"老火靓汤"。滋补汤做法不仅仅是长时间炖煮。根据食材特性,做滋补汤有"煲"、"炖"、"滚"、"烩羹"等很多种。

(一)这样做汤更补

1. 煲

煲法,就是通常所说的"老火靓汤"的做法,是把经过处理的材料放进盛有较多水的陶制瓦煲内,武火(大火)烧沸后,改为文火(小火),长时间加热(2小时左右),调味而成的烹制方法。其特点是汤浓料烂,鲜美可口,因根据时节采用不同的食材搭配,故一年四季均适于食用。

2. 炖

炖法是全国许多地方都在使用的做汤方法,是把经过处理的大块或整块的原料放在炖盅内,炖盅以陶制为好,加入适量的冷开水,加盖隔水蒸,用中火或文火,加热较长时间(约3小时),蒸至原料熟烂。此法多用于名贵的滋补品和药材,多在冬天使用。

3. 滚

滚法是广东汤中具特色的烹制方法,是把经细致刀工处理或调味

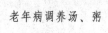

后的材料，置滚沸的淡汤或水中，武火加热至材料刚熟。滚法烹制的汤汤清味鲜，口感脆爽，适宜在炎热的夏日佐餐。

4. 烩（羹）

烩羹法是把制熟和初步熟处理后的材料放进较多的水中，用中火加热至微沸，保持微沸至所有食材熟，之后倒入调水的淀粉而成（马蹄粉、绿豆粉或马铃薯粉均可）。烩羹的特点是浓稠适中、香滑可口，一般适宜于春秋两季食用。

（二）做汤、喝汤的小经验

1. 饭前应适量喝汤

常言道："饭前喝汤，苗条健康"、"饭后喝汤，越喝越胖"，这有一定的科学道理。

饭前先喝半碗汤，等于给上消化道加点"润滑剂"，使食物顺利下咽；吃饭中不时少量喝点汤水有助食物的稀释和搅拌，有益于胃肠道对食物的吸收和消化。同时，吃饭前先喝汤，让胃部分充盈，可减少主食的纳入，从而避免摄入过多。

如果饭后大量喝汤，容易冲淡消化液，食入的饭食和汤量过多，日久容易造成肥胖，且不利于肠胃健康。

2. 喝汤吃肉才更营养

认为鱼、鸡等原料熬汤的"精汤"最营养，这种认知有些片面。实验证明，无论你熬得多久，仍有营养成分留在"肉渣"中。只喝汤，不吃"肉渣"是不科学的。

3. 熬骨头汤不是越久越好

不少人有喝骨头汤的习惯，并觉得骨头熬汤时间越长，味道就越鲜美，营养就越丰富。

实际情况是：无论多高的温度，也不能将骨骼内的钙质溶化，因为动物骨骼中所含钙质不易分解，久煮反而会破坏骨头的蛋白质。因此，熬骨头汤不宜时间过长，1小时左右即可。

4. 骨头汤科学做法

营养专家推荐的熬骨头汤的方法——

炖汤之前，先将洗净的骨头砸开，放入冷水，冷水一次性加足，并慢慢加温，在水烧开后可加适量醋，因为醋能使骨头里的磷、钙溶解到汤内。记住，不要过早放盐，因为盐会使肉里的水分很快跑出来，加快蛋白质的凝固，影响汤的鲜美。

（三）这样做粥、吃粥更补

做粥，各地方不太一样，区别不外乎以下几点：凉水加米和其他材料熬煮，或烧开水后放入米和其他食材；米洗净后浸泡或者不浸泡；熬粥中不断搅动还是开锅后不搅动；粥稠一点还是稀一点；粥中的滋味，是甜是咸、是荤是素，如此等等，无标准做法。

需要注意的，是如果食材中有不宜久煮的，需要在粥熟关火前再加入粥锅，如同熬中药时常有些需要后放的药材。

1. 最常用的调补粥方

❶产妇可以喝"小米红糖粥"，养血健脾。

❷水肿者可以喝"红豆荷叶粥"，清热利湿。

❸大便溏泻者可以喝"大枣糯米粥"，健脾益气。

❹小便不利者可以喝"薏仁玉米粥"，利水渗湿。

❺便秘者可以喝"山药番薯粥"，益气通便。

❻失眠者可以喝"百莲子粥"，安神补心。

❼失眠、咳嗽者可以喝"百合粳米粥"，于清心安神、止咳润肺。

❽风热感冒、咽喉红肿者可以喝"金银花粳米粥"，清热解毒，利咽消肿。

❾腰膝酸软者可以喝"枸杞桑葚粥"，补肾养肝健脾。

2. 最常用的四季保健粥方

❶春天喝"菊花粥"，养肝解毒。

❷夏天喝"绿豆粥"，清热祛暑。

❸秋天喝"银耳粥"，滋阴润燥。

❹冬天喝"八宝粥"，温胃健脾。

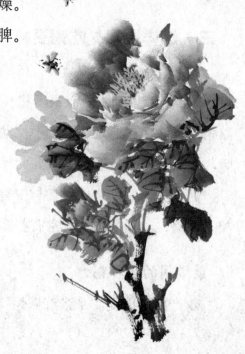

第三章

老年病证调养汤、粥

一

什么是证

证，是指机体在疾病发展过程中的某一阶段的病理概况。它包括了病变的部位、原因，性质以及邪正之间的关系，反映疾病发展过程中某一阶段病理变化的本质，它是中国传统医学认识疾病的一种独特的方法。

目前，老年常见的病证有如下：老年发热；老年咳嗽；老年感冒；老年胃痛；老年遗尿与失禁；老年水肿；老年便秘；老年中风；老年抑郁；老年不寐；老年眩晕；老年头痛；老年虚劳；口臭；痱子；早泄；泄泻；阳痿；呕吐；心悸。

二

老年病证调养汤、粥

（一）老年发热的调养汤、粥

此病证可出现在许多疾病中，是临床上最常见的症状之一，其原因特别复杂，有外感六淫之邪、内脏阴阳失调、食积、痰瘀、情志等多种因素。

常用于调理老年发热的食疗方如下：

1 凉粉草粉葛汤

原料 | 凉粉草 60 克，粉葛 120 克。

用法 | 原料加水 800 毫升煎至 200 毫升，去渣饮用（亦可加白糖少许调味）。

功效 | 凉粉草粉葛汤，有清凉解毒、除烦止渴的功效。民间也可以调理小儿痰火，感冒发热，咽干咽痛，胃火牙痛，颈、背肌肉疼痛等症。

2 冰糖黄精汤

原料 | 黄精 30 克，冰糖 50 克。

用法 | 黄精先以冷水泡发，加冰糖用小火煎煮 1 小时。吃黄精喝汤，每日 2 次。

功效 | 可调理肺结核，或支气管扩张低热、咯血，以及妇女低热白带等病症。

3 冬瓜汤

原料 | 冬瓜 200 克。

用法 | ❶ 将冬瓜洗净去籽瓤，切片，备用；❷ 加水煮汤，当茶饮之。

功效 | 清热利尿，适用于温热蕴结的发热、胸闷、呕恶等。

禁忌 | 阴虚舌干者忌服。

4 西瓜汁

原料 | 西瓜（最好用白皮、白瓤、白籽的三白西瓜）。

用法 | 将西瓜取瓤、去籽、用洁净纱布绞挤汁液，随量代水大量饮用。

功效 | 清暑利尿，降火除烦，可辅助治疗感等性高热，口渴，尿少等。

5 ❧ 五神汤

原料 | 荆芥、生姜、苏叶各 10 克，红糖 30 克，茶叶 6 克。

用法 | ❶ 将荆芥、苏叶、生姜切成粗末，与茶叶一同放入瓷缸内，用开水冲泡，盖严。❷ 将红糖放入另盅或碗内，用开水浸泡的药液，趁热倒入，与红糖拌和，置文火上煮沸，即可趁热饮下。❸ 饮后覆被而卧，微汗出，即可退热。剩下的药液，煮热当茶饮。

功效 | 疏风散寒，发汗解热。适用于外感风寒、感冒风寒等。

6 ❧ 石膏粥

原料 | 生石膏 100 ~ 200 克，粳米 100 克。

用法 | 生石膏，捣碎入砂锅，加水煮 30 分钟后去渣，取清液，入粳米煮粥，候温服食，每日两三次。

功效 | 石膏味辛微寒。张锡纯云："石膏性凉而能散，有透表解肌之力，为清阳明实热之药。无论内伤外感用之皆效，即他脏腑有热者用之亦效。"粳米味甘性平、解烦清热止渴，与石膏相配有清热、止渴、养阴去烦效果。

注意事项 | 热退即停。体弱便溏者不可久服。

7 ❧ 佛手柑粥

原料 | 佛手柑 15 克，粳米 50 克，冰糖少许。

用法 | 先将佛手柑洗净、煎水、去渣、取汁约 500 毫升；以佛手柑煎汁煮粳米，待粥熟时，加入冰糖，搅匀即成。每日晚空腹服食，5 ~ 7 日为 1 个疗程

功效 | 理气，解郁，清热，适用于气郁之发热。

8 西瓜白虎汤

原料 | 西瓜汁 200 克，甘草 6 克，生石膏 30 克，粳米 50 克，知母 15 克。

用法 | ❶ 先将生石膏、知母、甘草用纱布袋装好，扎紧口，加适量水，在砂锅中煎煮，取药液约 1000 毫升；❷ 用药液加入粳米，在砂锅中煮成稀粥，盛入碗中晾凉；❸ 西瓜汁加入稀粥中，即成白虎西瓜汁；❹ 渴即饮之，不分次数。

功效 | 清热生津。适用于气分热炽，津液受伤，出现壮热烦渴，汗出热不解，舌红苔黄燥，脉洪数等。

禁忌 | 脾胃虚寒及阳虚发热者忌服。

9 竹沥粥

原料 | 鲜竹 1 段，粳米 100 克。

用法 | 鲜竹取约长 65 厘米，劈开，两端去节，以火烤中间，流出汁液，即竹沥。用粳米加入竹沥 100～150 毫升，煮稀粥，每日服两三次。

功效 | 竹沥味甘，性大寒，善治痰火，清肺胃之热，对呼吸系统感染所引起高热谵妄尤宜，与粳米同用相得益彰。

注意事项 | 胃寒吐酸患者不宜用。

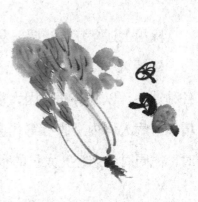

10 竹叶粥

原料 | 鲜竹叶 200 克，生石膏 100 克，粳米 100 克。

用法 | 鲜竹叶水洗净，生石膏 100，煎水 500 毫升去渣。用粳米加竹叶石膏水同煮成粥，每日吃两三次。

功效 | 竹叶甘淡微寒，能清心除烦，用于壮热烦渴谵语，石膏清热降火，除烦止渴，为清解肺胃实热的药，《老老恒言》上说："竹叶加石膏同煮此即仲景"竹叶石膏汤"之意：按兼疗时邪发热。用粳米煮粥，病人更易接受。

注意事项 | 热退即停，不可久服。

11 落花生粥

原料 | 落花生 45 克（不去红衣），粳米 100 克，冰糖适量。亦可加入淮山药 30 克或加百合 15 克。

用法 | 先将花生洗净后捣碎，加入粳米、山药片或百合片，同煮为粥，待粥将熟时，放入冰糖，稍煮即可。

功效 | 此粥可长期缓缓服用。因花生有润肠通便作用，血虚便燥者宜。

禁忌 | 腹泻患者须慎用。花生霉烂者禁用。

除用上述食疗方法调理发热病以外，还应坚持采用下述饮食方法：

❶ 摄入充足的水分、无机盐和维生素。应少量多次地供给水分和各种饮料，以弥补病人因大量出汗而引起的水分损失，同时随着尿量增加，病人体内有害有毒代谢物从体内排出。当然，在补充水分的同时，需同时考虑补充大量的水溶性维生素 C、维生素 B_1 和维生素 B_2，

以及无机盐钾、钠、钙、镁、铁等离子。

可为病人选择一些新鲜的蔬菜、水果、各种豆类、动物肝脏、瘦肉、鸡蛋等富有营养、易于消化吸收的食品。补充因流失和过度消耗的各种水溶性维生素和无机盐。

❷ 保证摄入高蛋白和糖分。病人体力的恢复、体内各种抗体的产生以及各类组织细胞损伤和破坏后的修复，都需要从饮食中获取较大量的优质蛋白质。因此发烧病人膳食中蛋白质和供给量应占总热量的12%~15%，应争取有一半左右的蛋白质来自肉、鱼、奶、蛋和各种豆类食品。

但发烧期间，病人消耗热能大大增加，因此体内储能的糖元消耗较快。在其膳食中要注意供应足够的糖分以补充病人时能量的需求。若不能及时供应足够的糖分，机体便分解利用体内的脂肪来供给热能，当大量的脂肪氧化产热时，因脂肪氧化不全，便产生和堆积大量的酸和酮体等物质，可引起酸中毒，从而加重病情。

❸ 食用高热量膳食。发烧病人在热量供应上，应比正常健康人稍高些。但是，发烧病人多半食欲较差，若要增加过多的热量，常存有不少的困难。因此需要根据病人的病情和爱好，在膳食调配上注意各种食品的选择和搭配，并加以合理的烹调加工，以利于消化、吸收和利用。一般认为，发烧病人的膳食，热量的供应需比正常健康人增加10% 左右为宜。

不同的疾病发热有其不同的特点。例如,一些感染性、起病较急、短期发烧并伴有恶心、食欲较差等明显症状的发烧病人，应给予易于消化、富用营养、清淡、少油的流质或半流质食物。可选用鸡蛋、牛奶、豆浆、果汁、米粥等食品，以补充蛋白质、水分、维生素、无机盐等营养素。低烧的病人，不影响他们的消化功能，但因长期发烧的消耗，除需对症治疗外，在其膳食中更需注意供给充足的热量，一般以每天每千克体重供热量147千焦~167千焦为宜，若患者体重已呈超重状态，其膳食的总热需适当调整。另外需供应足量的优质蛋白质，每天每千克体重供应5克左右。在膳食组成中，应多选用一些新鲜蔬菜、水果、豆类和乳类以及某些动物性食品，而禁用一些带刺激性的烈性酒和辣椒等食品。然而，对其他一些伴有消化功能障碍的长期发烧的病人，或各种肿瘤病人，在膳食供应上，可按其不同的病因和病情，为病人选择各种合适的食品加以调配，辅助各种治疗，促其早日恢复健康。

（二）老年咳嗽的调养汤、粥

咳嗽为肺部疾患的主要症状，可见于多种疾病中。但《黄帝内经》里认为："五脏六腑皆令人咳，非独肺也"。也就是说，咳嗽虽然主要是肺经的病，但与其他脏腑都有关系，其他脏腑的多种因素皆可影响到肺气而发生咳嗽。

目前，临床上用以调理咳嗽的食疗方较多，但主要如下：

1 白果小排汤

原料│小排骨500克，白果30克，调料适量。

用法│将小排骨洗净，加黄酒、姜片，水适量、文火焖5小时，白果去壳及红衣，加于汤内，加盐调味再煮15分钟，加味精调匀，并撒上青葱末。

功效│止咳平喘，适用于痰多咳嗽气喘。

2 苏杏汤

原料 | 紫苏、杏仁、生姜、红糖各 10 克。

用法 | 将紫苏与杏仁捣成泥，生姜切片共煎，取汁去渣，调入红糖再稍煮成片刻，令其溶化，每日分两三次饮用。

功效 | 散风寒，止咳嗽，对外感风寒引起的咳嗽有效。

3 冰梨陈皮汤

原料 | 最好的秋梨 1 个，冰溏 10 克，陈皮 5 克

用法 | 加水共煮，以梨熟为度，每日吃 1 个。

功效 | 梨有"百果之宗"的美称，中医认为其性寒味甘，可以润肺消痰，止咳降火；陈皮即橘皮，有燥湿化痰的作用；冰糖可以消炎祛火。三者炖了吃，味道甘美，特别适合咳嗽病人。

备选验方 | 也可用梨 1 个，去心，加入贝母 2 克和冰糖适量，放碗内隔水蒸 1 小时，吃梨饮汤，每日 1 个。其中贝母是常用化痰止咳药物。这两个方子经临床应用，都有很好的效果，没有副作用。所用梨、冰糖、陈皮、贝母都不难买到。

4 猪肺猪肚鸭子汤

原料 | 生姜 60 克，猪肺 1 具，猪肚 1 个，肥公鸭 1 只，北沙参、白术、冬虫草各 30 克，肉桂 3 克。

用法 | 猪肺、猪肚冲洗干净；公鸭去毛及内脏，洗净，诸药调匀，分别塞入猪肚、猪肺管和鸭腹内。同时下锅，加水，烧沸，文火炖 4 小时，至熟烂将其分别盛入碗内，慢慢食用。

功效 | 补肺止咳，健脾益胃。适用于脾肺俱虚所致之咳嗽。

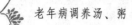

5 冰糖炖雪耳

原料 | 雪耳 10 ~ 12 克，冰糖适量。

用法 | 雪耳洗净后放碗内加冷水开水浸，以浸过雪耳为度，浸泡 1 小时左右，待雪耳发胀后拣去杂物，再加冷开水及冰糖适量，与雪耳一起隔水炖 2 ~ 3 小时，食雪耳饮汁。

功效 | 冰糖炖雪耳，有滋阴润肺、生津止咳的功效。民间常用以调理秋冬燥咳，干咳无痰，咽干口燥，肺结核咳嗽痰中带血，虚热口疮等症；或做体质虚弱者滋补之用。

6 猪肺止咳汤

原料 | 猪肺、麻黄各适量。

用法 | 将猪肺、麻黄洗净，猪肺切片，加水共炖汤服食。

功效 | 本药膳功能解表散寒、止咳。适用于外感风寒、久咳不愈。

7 罗汉果煲猪肺

原料 | 罗汉果 1 个，猪肺 24 克。

用法 | 将成熟的罗汉果切成薄片、猪肺切成小块，挤出泡沫，洗净，放入砂锅中，加水适量，再放入罗汉果片同煮，肺熟后即可食用。

功效 | 罗汉果煲猪肺止咳、清热化痰的作用，用于调理燥热咳嗽。

8 蜂蜜鸡蛋汤

原料 | 蜂蜜 35 克，鸡蛋 1 个。

用法 | 蜂蜜加水 300 毫升煎开，打入鸡蛋微沸。1 次服下，早晚空腹服。

功效 | 润肺止咳。适用于肺燥干咳，久咳。

9 玉竹猪瘦肉汤

原料 | 玉竹 30 克，猪瘦肉 100 ～ 150 克，调料适量。

用法 | 玉竹、猪瘦肉加水适量煎煮至肉熟，用食盐、味精调味，饮汤食猪瘦肉。

功效 | 玉竹猪瘦肉汤，有养阴、润肺、止咳的功效。民间常用以调理热病伤阴之咽干咳嗽、心烦口渴、秋冬肺燥干咳、肺结核干咳等。《湖南药物志》记载本疗法能调理虚咳。

10 百合鸡蛋汤

原料 | 百合 60 克，鸡蛋 2 个。

用法 | 两者洗净同煮至熟，吃蛋喝汤。日服 1 次。

功效 | 补肺和营，适用于肺虚久咳。

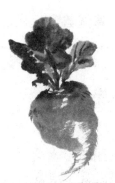

11 荠菜萝卜菊花汤

原料 | 荠菜、白萝卜各 100 克，菊花 10 克。

用法 | 荠菜、萝卜切块。同菊花一起放入水中煮汤。吃荠菜、萝卜，喝汤。每日服食。

功效 | 适用于风热犯肺型咳嗽。

12 花生红枣粥

原料 | 花生仁 50 克，红枣 50 克，冰糖适量，糯米 100 克。

用法 | 先将花生仁连红衣捣碎，红枣洗净去核，与淘洗干净的糯米一同放入砂锅，加水 800 毫升，先用旺火烧开，再转用文火熬煮成稀粥，加入冰糖煮至溶化即成。每日分早晚 2 次食用。

功效 | 健脾开胃，润肺祛痰，适用于咳嗽痰喘、脾胃失调、营养不良等。

13 冰糖黄精汤

原料｜黄精 30 克，冰糖 50 克。

用法｜先将黄精洗净，用冷水泡发 3～4 小时；黄精放入锅内，再放冰糖屑、清水（适量），用大火煮沸后，转用小火煨熬，直至黄精炖烂为止。每日 2 次，吃黄精喝汤。

功效｜具有补虚止咳、滋肺止咳的作用。适用于肺脾阴虚所致的咳嗽痰少，或干咳无痰、咯血、食少等证。

备选验方｜也可加入粳米，可以熬制黄精粥食用。

14 五仁地龙汤

原料｜核桃 3 个（带皮砸碎），桃仁 25 克，杏仁、苏子各 20 克，五味子、地龙各 15 克。

用法｜水煎服。

功效｜补肾润肺，化痰祛痰，止咳定喘。

延展验方｜肺热痰黄咳喘者，加生石膏 50 克、忍冬藤 25 克；肾虚肺热咳喘者，重用核桃 4 个，五味子 20 克；肾脾两虚痰白咳喘者，重用核桃 4 个，加茯苓 25 克，生半夏 15 克。此方药全国各地均产，易取价廉，疗效高，尤对慢性"咳喘"能起防止复发之疗效。

15 百合杏仁粥

原料｜鲜百合 50 克，杏仁 10 克，糯米 50 克。

用法｜先将糯米淘洗干净，加水适量煮粥，待米半熟时加入百合、杏仁（去皮尖）熬成稀粥，加糖调味。日服 2 次。

功效｜润肺止咳。适用于肺燥咳嗽、支气管炎等。

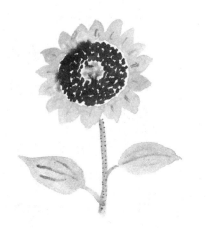

16 白糖鸡蛋汤

原料｜鸡蛋 2 个，白糖 30 克。

用法｜上二者调匀，用极沸水冲熟，当早点吃。

功效｜补虚祛咳，适用于久咳。

17 糯米粥

原料｜糯米 50 克。

用法｜将糯米淘洗干净入锅，加水 500 毫升，先用旺火烧开，再转用文火熬煮成稀粥。日服 1 剂温热食用。

功效｜补肺，清热，止咳。适用于肺虚表热引起的咳嗽、小痰、身热、盗汗等。

禁忌｜脾胃虚寒不宜多服。

18 桃仁粥

原料｜桃仁 15 克，红糖适量，糯米 50 克。

用法｜先将桃仁去皮尖，用清水研汁，再与淘洗干净的糯米及红糖一同入砂锅，加水煮成稀粥。日服 1 次，5～7 天为 1 个疗程。

功效｜止咳平喘。适用于咳嗽、胸膈痞满、气喘、心绞痛、高血压、冠心病等。

19 芩地粥

原料｜黄芩 30 克，鲜生地黄 30 克，糯米 50 克。

用法｜将上药加水适量煎煮 1 小时，捞去药渣，再加淘净白大米适量，煮烂成粥，1 日内分顿连续食用。

功效｜清火补阴。适用于肝火犯肺之咳嗽。

20 竹叶花粉粥

原料 | 取鲜嫩竹叶 90 克，天花粉 20 克，冰糖 50 克，糯米 100 克。

用法 | 先将鲜竹叶、天花粉洗净，加清水煎汁去渣，澄清后取汁与淘洗干净的糯米一同加水煮成稀粥。日服 1 剂，分数次食用。

功效 | 清热除烦，生津利尿，清肺化痰止咳。适用于温热病所致烦渴、睡眠不安、急性膀胱炎、舌疮、牙龈肿痛等。

禁忌 | 胃寒无热者不宜服用。

21 山药杏仁粥

原料 | 山药 100 克，杏仁 200 克，粟米 100 克，酥油少许。

用法 | 将山药煮熟，粟米炒为面，杏仁炒熟，去皮尖，切为末。每次取杏仁末 10 克，山药、粟米各适量，开水冲调，入酥油少许即成。日服 1 次。

功效 | 补中益气，温中润肺。适用于脾虚体弱、肺虚久咳。

22 蔗浆粥

原料 | 取甘蔗汁 100 ～ 150 克，粳米 50 克。

用法 | 先将粳米淘洗干净放入锅中，加清水 300 毫升煮成稀粥，然后加入甘蔗汁即成。日服 2 次。

功效 | 清热生津，润燥止渴。适用于虚热咳嗽、烦热口渴、反胃呕吐、大便燥结等。

23 罗汉果粥

原料 | 罗汉果50克，瘦猪肉末50克，盐2克，香油10克，糯米100克。

用法 | 先将罗汉果切成小薄片，再将粳米淘洗干净，入锅加清水1000毫升，置火上烧开，加入猪肉末、罗汉果、精盐，一同煮成粥，调入味精，淋上香油即成。日服1剂，分数次食用。

功效 | 清肺化痰，消暑解渴，利咽，润肠。适用于痰火咳嗽、百日咳、大便秘结、慢性咽炎、支气管炎等症。

24 白兰花粥

原料 | 白兰花4朵，红枣50克，蜂蜜50克，白糖50克，糯米100克。

用法 | 清晨采摘含苞欲放的白兰花，红枣去核切成丝。粳米淘洗干净，入锅加水1000毫升，置火上烧开，转用文火熬煮成粥，加入红枣、白兰花、白糖和蜂蜜稍煮即成。日服1剂，分数次食用。

功效 | 化痰止咳，利尿。适用于痰咳、尿少而赤、山岚瘴气等证。

25 猪肺粥

原料 | 猪肺500克，薏苡仁50克，糯米100克，葱、姜、盐、味精、黄酒各适量。

用法 | 将猪肺洗净，加适量清水、黄酒，用大火烧沸后，转用小火炖至猪肺七成熟时，捞出，切成肺丁状备用。将薏苡仁、糯米淘净，连同猪肺丁放入锅内，加葱、姜、黄酒，用大火烧沸后，转用小火煨，至米烂时，放盐、味精搅匀即成。可当饭吃。

功效 | 清热润肺，健脾化痰，止咳化痰，对阴虚肺热所致的慢性支气管炎有一定调理效果。

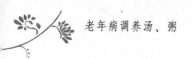

26 葡萄粥

原料 | 葡萄干 50 克，白糖 50 克，糯米 100 克。

用法 | 先将糯米淘洗干净，放入锅中，加清水 1000 毫升和葡萄干，置旺火上烧开后转用文火熬煮成粥，调入白糖即成。日服 1 剂，分数次食用。

功效 | 益气血，强筋骨，除燥渴，利小便。适用于气血虚弱、肺虚咳嗽、心悸盗汗、风湿痹痛、小便淋漓、水肿等症。

27 松仁蜂蜜粥

原料 | 松子仁 30 克，蜂蜜适量，糯米 50 克。

用法 | 先将松子仁捣成泥状，与淘洗干净的糯米一同入锅，加水 400 毫升，先用旺火烧开，再转用文火熬煮成粥，调入蜂蜜即成。日服一剂，分两次温服。

功效 | 滋阴润肺，润肠通便。适用于肺燥干咳无痰或少痰、咽干、皮肤干燥及老年、产后、体弱者的习惯性便秘等症。

禁忌 | 便溏腹泻、脾胃虚弱及痰多胸满、呕吐、食欲不振者不宜服用。

28 苏子粥

原料 | 苏子 15 克，糯米 100 克，冰糖少许。

用法 | 将苏子洗净，捣烂成泥状；糯米淘净；冰糖粉碎成末。合入锅内，用大火烧沸后，转用小火煮至米烂成粥即可。每日两次，可做早、晚餐食用。

功效 | 对急（慢）性支气管炎、咳嗽多痰、胸闷气喘等有效。

饮食调理是否恰当，对于咳嗽愈治十分重要，饮食注意荤素合理搭配，平时补顺抒脾胃，避免食停生痰，多食山药、百合、大枣、黑芝麻、核桃等具有补肾、润肺、止喘止咳之食物，在饮料上应多饮梨汤、荠汁、金橘汁，以理气化痰。

（三）老年感冒的调养汤、粥

祖国传统医学认为，感冒分为风寒型感冒、风热型感冒和风燥型感冒等。老年人身体虚弱，感冒最常见的原因是风寒入侵体内，引起一系列感冒症状。

感冒起病急骤，轻重不一。可有急起高热，全身症状较重而呼吸道症状并不严重，表现为畏寒、发热、头痛、乏力、全身酸痛等。上呼吸道症状可有鼻塞、流涕、干咳、咽痛等。尚可见到恶心、呕吐、腹泻为主（胃肠型）的流感患者。体检病人呈急病容，面颊潮红，眼结膜轻度充血和眼球压痛、咽充血、口腔黏膜可有疮疹，肺部听诊仅有粗糙呼吸音，偶闻胸膜摩擦音。

常用于调理老年人风寒感冒的膳食方如下：

1 ⌒ 生姜芥菜汤

原料｜鲜芥菜 500 克，生姜 10 克，食盐少许。

用法｜鲜芥菜洗净切断，生姜切片，加水 800 毫升煎至 400 毫升，用食盐少许调味，一日内分两次饮用，芥菜可吃可不吃。

功效｜生姜芥菜汤，有宣肺气，祛痰涎的功效，对风寒型感冒之头痛咳嗽、痰白难出、筋骨疼痛等有良好的辅助治疗作用。

2 ☙ 五神汤

原料 | 生姜、苏叶、荆芥各 10 克，茶叶 6 克，红糖 30 克。

用法 | 将荆芥、苏叶洗净与茶叶、生姜一并放锅内，文火上煎沸，加红糖溶化即成，随量服。

功效 | 疏风散寒，发汗解热。适用于风寒型感冒。

3 ☙ 姜葱红糖汤

原料 | 生姜、葱白、红糖各 10 克。

用法 | 水煎服。以上三味煎汤趁热服之，或随饮热稀粥以助药力，然后以覆被取微汗。

功效 | 本方发汗解表，用于感冒风寒轻症。

4 ☙ 干白菜根汤

原料 | 干白菜根 1 块，红糖 50 克，姜 3 片。

用法 | 加水共煎汤，日服 3 次。

功效 | 清热利尿，解表，适用于风寒感冒。

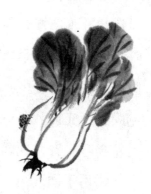

5 ☙ 白菜根白糖汤

原料 | 白菜根（疙瘩）1 个，白糖 15 克。

用法 | 将白菜根洗净，切片，加水 1 碗煎好，后加白糖，日服两次。

功效 | 清热解毒，适用于流行感冒，热多寒少。

6 ☙ 橄榄葱姜汤

原料 | 鲜橄榄 60 克，葱头 15 克，生姜 3 片，苏叶 10 克。

用法 | 上药加水 500 毫升煎至 200 毫升，加食盐少许调味，去渣饮汤。

功效 | 可表表散热、健胃和中、调理风寒感冒、脘腹胀满、呕吐气逆等。

7　大蒜葱白汤

原料 | 大蒜 250 克，葱白 500 克。

用法 | 葱白洗净，大蒜去皮，均切碎，加水 2000 毫升煎汤。每日服 3 次，每次 1 茶杯。

功效 | 可解毒杀菌，透表通阳。

8　山楂生姜红糖汤

原料 | 炒山楂 20 克，生姜 3 片，红糖 15 克。

用法 | 加水适量，先煎山楂、生姜，后纳入红糖去渣热服。

功效 | 山楂生姜红糖汤，有发散风寒、和胃止呕、消滞止泻功效，适用于外感风寒、呕吐腹泻、食滞不化病者。

除用上述食疗方调理老年感冒外，老年人在饮食上也要注意，原则上宜清淡易于消化又富于营养中的流质，应多饮水，包括食物和汤类中的水，还应多吃鸭梨、橘子、广柑等富含维生素 C 的水果。食物应少量多餐。

以下食品老人尤宜：面片汤、清鸡汤挂面、馄饨、菜泥粥、小米粥。

另外，感冒多发于冬季，因此冬季饮食生活需要注意以下方面：

❶针对不同种类的感冒，最好采取不同的饮食原则：风寒感冒宜多吃发汗、散寒食品，如辣椒、大蒜、豆腐、鲜生姜加红糖水等，祛除寒气；风热感冒宜多吃有助于散热、清热的食品，如绿豆、萝卜、白菜根、薄荷、茶叶、杨桃等。适量地生吃一些梨，或用鲜梨汁与大米煮粥，趁热食用，疗效也很好；表里两感型感冒可多喝酸果汁，如山楂汁、猕猴桃汁、红枣汁、鲜橙汁、西瓜汁等，以促进胃液分泌；

胃肠型感冒可喝点菊花、龙井茶，或用绿豆加红糖代茶饮。同时，要多吃富含钙、锌元素及维生素的蔬菜水果，如萝卜、梨、猕猴桃、柑橘及各种蘑菇等，来缓解症状。冬季，老年人应忌食油炸食物与炒货（炒制的瓜子等干果）。

❷冬季是流感、心、脑血管疾病，高血压、糖尿病、动脉硬等症的高发季节，冬天应坚持低盐、低脂饮食，多吃鱼类、蔬菜、水果等，也可以适量饮用葡萄酒。冬天一般食欲有所增加，最好能少食多餐，每餐只吃七八成饱。饮食要低盐、低脂、低糖、低热量，粗粮细粮搭配。患有冠心病的老人更应注意体重别超标。

❸得了感冒后的饮食原则是：选择容易消化的流质饮食，如菜汤、稀粥、牛奶等；多吃含维生素 C、维生素 E 及红色的食物，如番茄、葡萄、枣、橘子等；多喝白开水。

（四）口臭的调理汤、粥

中医学认为，口臭多由肺胃蕴热、阴虚火旺、宿食停积、口齿疾患以及口腔不洁等引起。事实上，一般常见的口臭，以口腔不卫生和肠胃引起的为多，如饭后未及时漱口，又不注意刷牙，牙上积有大块牙垢、牙石；再加上牙床常出血，促使牙龈感染慢性发炎。口内有破牙烂根，牙上有龋洞，常积蓄腐坏发臭的食物残渣，加上细菌感染，形成慢性发炎，以致牙床上长瘘管经常出脓，导致口臭。

此外，口臭也与身体内部的一些疾病有关，如重症肝炎、肝硬化或肝癌病人。在肝功能严重损害时，口中会发出特殊的臭味，如像臭鸡蛋味，或像尿中的氨臭味。发生口臭的疾病还有白血病、肺结核、支气管炎、糖尿病等。

一些人喜欢吃辛辣的东西，如大蒜、葱、韭菜、臭豆腐，也能产生口臭。

经实践证实，以下粥膳对口臭有较好的作用：

荔枝粥

原料｜干荔枝 5 枚，糯米或粳米 100 克。

用法｜将米洗净后，和荔枝一起小火煎煮成粥，喝粥吃荔枝，每日晚饭食用，3 ~ 5 天为 1 个疗程。

功效｜除口臭，滋补养身。

延展验方｜单独使用荔枝，放入口中含化即可，效果也很好。还可以用荷叶、藿香、生芦根代替干荔枝煮粥，也对口臭有一定缓解作用。

引起口臭的原因较多，一定要在医生指导下找出口臭的原因，再有针对性治疗。如在紧张和劳累的引起的"应激性口臭"，只要注意休息即可，由于唾液有助于消除口臭，故常保持充足唾液，可除口臭，而要唾液多，就要多喝水。

有口臭者要少吃含蛋白质的食物，素食者就很少有口臭的。

至于用什么口香糖、口腔清新剂，作用都不大，最多能达到15分钟的效果。

凡是能冲洗掉细菌和促使唾液分泌的办法，都对治疗口臭有效。比如用水漱口，每半个小时喝几口矿泉水，不时吮吸一下柠檬瓣等等。喝一口掺柠檬汁又不加糖的凉茶是较好的去口臭办法。茶叶中所含的聚苯酚能抑制腐烂菌的繁殖，而且每天只需喝上几杯新沏的淡茶便可。

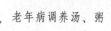

喝酸奶也可消除口臭。日本研究人员曾找了一些志愿者进行试验，结果发现每天喝酸奶后，有80%的人口臭大有好转。这是因为酸奶中的乳酸菌抑制了口腔中腐烂菌的活动。使舌苔数量减少，臭味自然也会减轻。但注意，酸奶里不能放糖。

（五）呕吐的调养汤、粥

呕吐是由胃失和降、浊气上逆所致。

以呕吐为主症，由不同原因所致，可以形成多种征候。一般分虚实两大类，感受外邪、胃中积热、饮食积滞、痰饮内阻、肝气犯胃所致的呕吐，多属实证。病后脾胃虚弱或胃阴不足所致的呕吐则属虚证。

已证实下列粥膳适用于呕吐：

1 紫苏粥

原料 | 鲜紫苏叶25克，粳米50克，生姜6克。

用法 | 将鲜紫苏叶洗净，姜切成细粒，与粳米同煮粥。粥熟后，趁热少少食饮，覆盖而卧，取微汗。

功效 | 疏散风寒、和胃降逆、解鱼蟹毒。适用于风寒外感、胃气上逆之头身疼痛、恶寒发热、呕吐以及吃鱼蟹中毒者。

注意事项 | 风热或胃热呕吐者不宜服用。

2 槟榔粥

原料 | 槟榔15克，粳米50克。

用法 | 先把槟榔片煎汁，去渣，加入粳米一同煮粥。趁热服食，不可过多。

功效 | 下气消积。适用于食积之呕吐、腹胀、大便不爽等证。

注意事项 | 用于驱虫者，槟榔用量可增至 30 ～ 60 克。胃虚脾弱呕吐者不宜服用。

3 薯蓣半夏粥

原料 | 生山药 30 克，半夏 30 克．白糖适量。

用法 | ❶ 将半夏用温水（20℃）淘洗 5 次，去矾味，倒入铝锅内，置文火上煎熬，取汁 2 杯。❷ 生山药切碎，研成细末，然后将半夏汁倒入山药粉中，拌匀待用，将拌匀的山药粉放入铝锅内，加水适量，置文火上熬煮 3 ～ 5 分钟即成。

功效 | 健胃和中，降逆止呕，适用于脾胃虚弱、气逆上冲、呕吐等。

　　除用上述食疗方调理呕吐外，在饮食上还要注意饮食调护，如注意少量多餐，在呕吐后因胃气有损伤，不宜立即进食，可给与流质饮食。

（六）老年胃痛的调养汤、粥

　　胃疼是指以上腹胃腔部近心窝处发生疼痛。中医认为其病原因是由于饮食不调、情感刺激、感受外寒、胃失和降所致。

　　目前常用的调理胃疼的养生汤膳主要如下：

1 羊肉桂茴汤

原料 | 羊肉 500 克，肉桂 3 克，小茴香 6 克，生姜 10 克，调料少许。

用法 | 将羊肉洗净切块，加入肉桂、茴香、姜、盐，水煮熟后即成。喝汤食肉，每日均食少量。

功效 | 用于脾胃虚寒所致胃痛隐隐者。

2 大麦汤

原料 | 草果 5 个，羊肉 1500 克，大麦仁 500 克，食盐适量。

用法 | 将淘净的大麦仁放锅内，加水煮粥，倒出备用；再把洗净的羊肉、草果放锅内，加水熬煮至肉熟；捞出羊肉、草果，倒入麦仁粥，和匀；文火炖熬至沸，加入切成小块的羊肉，调入食盐，温热食。

功效 | 温中下气，暖胃除胀。适用于脾胃虚寒之胃胀、胃疼等症。

3 胡椒葱汤

原料 | 生姜 6 克，葱白 3 茎，胡椒粉 1 克。

用法 | 先烧开水，下生姜、葱白，煮沸而成姜葱汤；用热姜葱汤，送服胡椒粉 1 克，或将胡椒粉放入姜葱汤中，趁热饮下。胃疼时饮下，即可缓解。

功效 | 本药膳暖胃行气止痛，适用于寒滞中焦，以胃痛、腹泻为症者。

4 豆腐汤

原料 | 鲜豆腐 500 克，红糖 30 克。

用法 | 将豆腐切成小块或条状，水煎后入红糖，日服 2 次。

功效 | 适用于久痛入络，伤及血脉，胃痛时拒按，或见吐血、便黑、舌紫暗、脉涩。

5 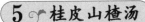 桂皮山楂汤

原料 | 桂皮6克，山楂肉10克，红糖30克。

用法 | 先用水煎山楂，后入桂皮，待山楂煮熟去火，滤汁入红糖，调匀后热饮。

功效 | 适用于饮食寒凉、黏滑太过造成的胃痛。

6 沙田柚花煲猪肚

原料 | 沙田柚花3～5克，猪肚约200克。

用法 | 将沙田柚花、猪肚洗净切成小块，加清水适量煲汤，用食盐少许调味，饮汤食猪肚。

功效 | 沙田柚花煲猪肚，有健脾、行气、暖胃的功效。民间用以调理虚寒性胃痛、口淡、多稀涎、脾虚食欲乏、瘦弱等。

7 三七豆腐汤

原料 | 豆腐2块，三七粉10克，红糖100克。

用法 | 豆腐切成小块置于锅中，加水适量，并入三七粉与红糖，煮半小时后即可。趁热空腹服，每食适量，每日两次；2个月为1个疗程。

功效 | 适于瘀血型胃痛病人。

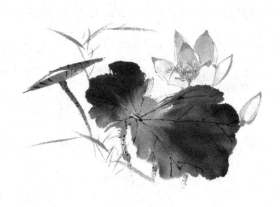

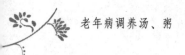

8 银耳大枣汤

原料 | 银耳 15 克，大枣 10 枚，冰糖 30 克。

用法 | 将银耳发开、洗净，大枣去核，冰糖捶碎，加水同炖至黏稠状时即可服食。

功效 | 可健脾润肺，适用于肺胃阴虚之胃脘隐痛、纳差食少、干咳少痰等。

9 四和汤

原料 | 白面粉 500 克，芝麻 500 克，茴香 60 克，盐 30 克。

用法 | 以上各味炒后，共为细末，和匀。每日酌量，空腹，开水调服。盐改为白糖亦可。

功效 | 能祛寒止痛、调和脾胃，适合腹内冷痛、脾胃不和者食用。

10 生姜橘皮汤方

原料 | 生姜 15 克，橘皮 15 克。

用法 | ❶ 将生姜切片，橘皮研末，备用；❷ 将以上二味放入砂锅，加适量的水，文火煎煮 15 分钟，视水沸起泡即可；❸ 滤去药渣，空腹服药液，每次 30～50 毫升，日服 3 次。

功效 | 化浊祛痰，温胃止痛。适用于痰浊中阻或痰滞经络之头痛、眩晕、恶心呕吐；寒浊留胃之胃脘疼痛等。

11 甘蔗高粱米粥

原料 | 甘蔗 500 克，高粱米 30 克。

用法 | 将甘蔗榨取汁，用高粱米一起煮粥，佐餐用。

功效 | 适用于胃热疼痛。

12 胡椒葱汤

原料 ｜ 胡椒粉 2 克，葱白 3 茎，生姜 6 克。

用法 ｜ ❶ 先烧开水，下生姜、葱白，煮沸而成姜葱汤；❷ 用热姜葱汤，送服胡椒粉；或将胡椒粉放入姜葱汤中，趁热饮下；❸ 胃疼时饮下，即可缓解。

功效 ｜ 暖胃、行气、止痛，适用于胃寒疼痛。

禁忌 ｜ 胃热疼痛者忌服。

13 生姜粥

原料 ｜ 生姜 6 ~ 9 克，糯米 100 ~ 150 克，大枣 2 枚，葱白 2 段。

用法 ｜ 鲜生姜切成薄片，或切成细粒，同糯米、大枣同煮为粥（若用于风寒感冒去大枣加葱白），可做冷天早餐温热服食。

功效 ｜ 暖脾胃、散风寒。适用于中老年人脾胃虚寒、反胃羸弱、呕吐清水、腹痛泄泻、感受风寒、头痛鼻塞以及慢性气管炎、肺寒喘咳。

14 良姜粥

原料 ｜ 高良姜 30 克，糯米 50 克。

用法 ｜ 先用高良姜加适量的水，在砂锅内煎取药汁，再用药汁和糯米煮粥，空腹食之，每日 1 次，连服 3 ~ 7 天。

功效 ｜ 适用于胃寒性胃痛。

15 羊肉秫米粥

原料 ｜ 羊肉 100 克，秫米（高粱米）100 克，盐少许。

用法 ｜ 羊肉切丁，同秫米黄煮粥食。

功效 ｜ 助消化。适用于脾胃虚弱而致消化不良、腹部隐痛等。

16 桃仁地黄粥

原料│桃仁 1 枚，生地黄 30 克，桂心 10 克，糯米 100 克，生姜 1 克。

用法│将桃仁去皮尖，桂心研成末，用生地黄、桃仁、生姜，以适量的酒绞取汁，先用水煮粳米做粥，沸后下桃仁等，继续煮至熟，再调入桂心末，空腹食。

功效│活血、行气。对瘀血所致胃痛有效。

17 红糖姜枣汤

原料│红糖 30 克，鲜姜 15 克，红枣 30 克。

用法│用水 3 碗煎服，服后出汗即愈，每日 1 次。

功效│祛风散寒。适用于伤风咳嗽、胃寒刺痛等症。

18 莱菔子粥

原料│莱菔子 15 克，糯米 50 克。

用法│将莱菔子（白萝卜子）炒熟后研末，备用。将莱菔子末同糯米煮成稀粥，趁热服食。

功效│行消食，化痰平喘。适用于食积胃痛，尤以油腻之物积滞胃肠者及痰浊滞肺之咳嗽、胸闷、气喘等症。

注意事项│脾虚体弱者不宜服用。

19 糯米百合糖粥

原料│百合 60 ～ 90 克，糯米、红糖适量。

用法│百合、糯米、红糖加水煮粥。每日 1 次，可连服 7 ～ 10 日。

功效│补中益气、健脾养胃、安神。民间用以调理胃痛、心下痛、心烦不眠等疾患。

20 草果羊肉麦仁滋补粥

原料｜草果 5 个，羊肉 100 克，大麦仁 500 克，食盐适量。

用法｜将淘净的大麦仁放锅内，加水煮粥，倒出备用；再把洗净的羊肉、草果放锅内，加水熬至肉熟，捞出羊肉、草果，倒入麦仁粥，和匀，文火炖熟至沸，加入切成小块的羊肉，调入食盐，温热食。

功效｜暖胃除胀。适用于脾胃虚寒之胃胀痛症。

21 梅花粥

原料｜白梅花 5 克，糯米 50 克。

用法｜先煮糯米为粥，待粥成时，加入白梅花，煮 2、3 沸即成。早、晚空腹服食。3 ~ 5 天为 1 个疗程。

功效｜舒肝理气，开胃健脾。适用于肝胃气痛、梅核气（自觉喉中物阻，咽之不下，吐之不出，现代称之为喉神经官能症）、胸闷不舒、气吞酸等。

注意事项｜虚寒胃痛者不宜服用。

胃痛老年人关键在饮食有节。

饮食没有节制，时饥时饱或过饥过饱，或偏嗜，或饮食不洁，都可能导致胃出毛病。饮食摄入后，首先到达的就是胃，在胃内初步消化，经小肠吸收维持代谢平衡。因此，饮食失调时，最先受损的也是胃。经常进食过量，超过了胃的承受能力时，就会出现停积难化、气机壅滞的表现，如腹部胀痛、疼痛、反酸等。此外，过食辛辣、油腻等刺激性强的食物，也会损伤胃络、胃阴，导致胃痛、腹痛等问题。食物应以清淡、温热、熟软为好，并应有规律地进食。不吃过冷、过

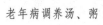

烫、过硬、过辣、过黏的食物，切忌暴饮暴食。从食物属性来看，秋天应少吃姜、蒜、韭、椒、葱等辛辣食物。

（七）老年便秘的调养汤、粥

所谓便秘，是指大便秘结不通，排便时间延长，或虽有便意，而排便困难，此为老年人常见病症之一。究其原因，或因气血亏虚，肠燥失运，或因阴虚液涸，无水舟停；或阳虚脏寒，阴寒凝滞；或气机郁滞，通降失常；或胃肠积热，糟粕内结。常用的药膳如下：

1 麻油拌菠菜

原料 | 新鲜菠菜250克，食盐、麻油少许。

用法 | 将菠菜洗净，待锅中水煮沸，加入适量食盐调味后，把菠菜置沸水中烫约3分钟，取出，加麻油适量拌匀服食。

功效 | 通血脉，下气调中，益血润肠，适用于血虚津枯之肠燥便秘。

2 二仙通幽茶

原料 | 桃仁9粒，郁李仁6克，当归尾5克，小茴香1克，藏红花5克。

用法 | 水煎数沸，代茶徐饮。

功效 | 活血祛瘀、润下通便，适用于血脉瘀阻、阻隔大肠。

3 三仁丸

原料 | 麻仁、杏仁、瓜蒌仁各等分。

用法 | 三味磨成细末，白蜜炼为丸如枣大，日服2或3丸，温开水送下。

功效 | 清热润肠，适用于老年人大便干结、口干口臭、面赤身热、小便短赤、心烦、腹部胀满或疼痛等症。

4　何首乌粥

原料 | 何首乌 50 克，粳米 100 克，大枣 3 枚，冰糖适量。

用法 | 何首乌以砂锅煎取浓汁，去渣，入粳米、大枣、冰糖，同煮为粥。

功效 | 何首乌味甘涩微苦，性温，入肝、肾，能补肝。肾，益精血，通便截疟。久服延年益寿，治老年性高血脂、血管硬化、阴血亏损、大便干燥。

注意事项 | 大便稀薄者忌服，服此药期间忌食葱蒜、萝卜、猪、羊肉类。

5　苁蓉羊肉粥

原料 | 肉苁蓉 10 ~ 15 克，精羊肉 100 克，粳米 100 克，细盐少许，葱白 2 段，生姜 3 片。

用法 | 分别将肉苁蓉，精羊肉洗净后切细，先用砂锅煎肉苁蓉取汁，同羊肉、粳米共煮，待煮沸后，再入细盐、生姜、葱白煮为稀粥。

功效 | 温阳通便，适用于老年之便秘之症见大便艰涩、排出困难，小便清长、四肢不温、畏寒喜热、腹中冷痛、舌淡苔白润、脉沉迟者。

6　硝菔通结汤

原料 | 鲜萝卜 2500 克，净朴硝 150 克。

用法 | 萝卜洗净切片，取 500 克，加水 2500 克，与朴硝同煮，至萝卜烂熟捞出，再加萝卜片 500 克煮，如此 5 次，约得浓汁一大碗，顿服。不能顿服者，先饮一半，1 小时后，再温饮一半。

功效 | 软坚泻下，适用于老年人大便燥结不通、身体弱瘦者。若脉虚甚，加人参 10 ~ 15 克，另炖同服。当大便通下时，即停服。

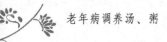

7 人乳粥

原料 | 健康哺乳期妇女乳汁若干，粳米 50 克，酥油 3 克。

用法 | 先煮粳粥米，临熟去汤下乳，再煮片刻，加酥油调匀，任意食。

功效 | 补虚养血、润肺通肠，适用于虚人便秘，症见身体瘦弱、面色少华、大便干燥者。

8 桃花粥

原料 | 鲜桃花瓣 4 克（干品 2 克），粳米 100 克。

用法 | 以上原料煮稀粥，隔日服 1 次。

功效 | 桃花苦干无毒，《本草纲目》说它能"消肿满，下恶气，利宿水，消痰饮积滞"，"治大便艰难"。配粳米煮粥，使其作用缓和。

注意事项 | 便通即停，不可久服。桃花偏凉，适于肠胃燥热便秘。

9 黄芪汤

原料 | 黄芪片 20 克，陈皮 9 克，火麻仁 5 克，蜂蜜 30 克。

用法 | 将麻仁砸烂，与黄芪、陈皮煎水取浓汁；再将药汁加入蜂蜜调匀，趁热顿服。

功效 | 益气润肠，适用于老年人气虚便秘。

10 杏汤

原料 | 杏仁 10 克，板栗 15 克，麻仁 10 克，芝麻 15 克。

用法 | 将杏仁去皮尖，砸碎；将板栗炒熟去外壳，芝麻炒香，麻仁打碎，将上药共入砂锅内，加适量的水，煮取药汁，去渣，饮汤汁，空腹，每晨起服一次。

功效 | 宣气通便润肠，适用于老年人气滞肠燥之便秘。

11 五仁粥

原料 芝麻、松子仁、胡桃仁、桃仁（去皮尖，炒）、甜杏仁各10克，粳米200克，白糖适量。

用法 五仁混合碾碎，入粳米，共煮稀粥，加白糖适量，每日早晚服用。

功效 五仁皆富含油脂，同用相辅相成。对中老年气血亏虚引起的习惯性便秘效果尤佳。

12 菠菜粥

原料 新鲜菠菜100克，粳米100克。

用法 先将菠菜洗净，放沸水中烫半熟，取出切碎。粳米成粥后，将菠菜放入，拌匀，煮沸即可，日服2次。

功效 菠菜味甘，冷滑无毒。能补气、调中、止渴、润肠，适用于习惯性便秘、高血压等。大便干结、痔疮出血患者宜常服用。

13 松仁粥

原料 松仁15克，粳米30克。

用法 先煮粥，后将松仁和水做糊状，入粥内，待两三沸，空腹服用。

功效 补中益气，适用于老年气血不足或热症伤津引起的大便秘结。

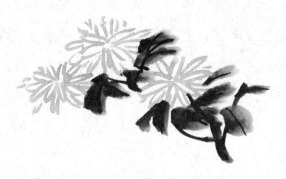

14 郁李仁粥

原料｜郁李仁 15 克，白米 50 克。

用法｜将郁李仁捣烂，置水中搅匀，滤去渣取其汁，亦可将郁李仁加 500 毫升水煎煮取汁，以药汁同淘洗净的白米煮粥。每日早晚餐温热服食。阴虚液亏及孕妇慎服。

功效｜润燥滑肠、行气消胀、益气健脾。适用于老人便秘，脚气病等。

老年便秘除用上述药膳调理外，平素在饮食上要多吃些水果、蔬菜，以增加水分和有机酸，多给含B族维生素的食品，如豆类、酵母、粗粮等，以增加肠道的紧张力，老年人每日晨起最好空腹喝1或2杯淡盐水，晚饭后饮一杯水，均有助于润肠通便。此外，含纤维素高的食品要适当多吃一些，这样不仅能促进肠蠕动，还可降低血脂和预防结肠癌。对于刺激性食物亦少吃，以免刺激肠道，引起肠痉挛，从而加重便秘。

（八）老年泄泻的调养汤、粥

泄泻，又称腹泻、拉肚子、拉稀，是指排便次数增多，且粪便稀薄，或呈水泻。泄泻与痢疾不同，痢疾所泻之物有脓血黏冻，便时有里急后重（里急：大便在腹内急迫，窘迫急痛，欲解下为爽；后重：大便至肛门，有重滞欲下不下之感），且痢疾易于传染。

下列粥膳适用于泻泄：

1 干姜粥

原料 | 干姜 3 克，粳米 50 克，高良姜 3 克。

用法 | 先煎干姜、良姜取汁，去渣。以姜药汁煮粳米成粥，趁热分早、晚服食。

功效 | 温脾暖胃，散寒止痛，适用于寒湿犯脾或脾胃虚寒、脘腹冷痛、呕吐清水、腹泻溏稀、舌淡苔白润者。

注意事项 | 湿热泄泻者不宜服用。

2 薯蓣苤苢粥

原料 | 生山药 30 克，生车前子 12 克。

用法 | 将生山药切碎，研成粉；生车前子装入纱布袋内，扎紧待用。将生山药粉末放入小铝锅内，加水适量调匀，再放入车前子药袋，置文火上熬煮熟，除去药袋即成。

功效 | 健脾固肠，益肾利尿，适用于脾肾虚弱、大便滑泻、小便不利等症。

3 大蒜田鸡粥

原料 | 白豆蔻 6 克，大蒜 30 克，田鸡 2 只，粳米 100 克，盐、味精、猪油各适量。

用法 | ❶将田鸡刮洗净，去爪及肠杂，洗净，切成小块；大蒜洗净，切成粒；将白豆蔻、粳米拣杂，洗净。❷把煮锅刷洗净，将田鸡、粳米放入锅内，加清水适量，旺火煮沸后，转小火煮 1 小时，加入盐、猪油、蒜、豆蔻，稍煮片刻，调入味精即成。

功效 | 可温中化湿、行气止泻。

4 扁豆粥

原料 | 白扁豆 60 克，粳米 50 克。

用法 | 将扁豆炒，或用鲜白扁豆 120 克，同粳米煮粥。夏秋季供早、晚餐服食。

功效 | 健脾养胃，清暑止泻。适用于脾虚夹暑湿泄泻。

注意事项 | 扁豆一定要煮熟，否则易中毒。

5 白术猪肚粥

原料 | 白术 30 克，猪肚 1 只，槟榔 10 克，粳米 50 克，生姜 5 克。

用法 | 先洗净猪肚，切成小块，同白术、槟榔、生姜一起煨炖，取汁，去渣，用猪肚药汁煮粳米成粥，猪肚可蘸调味料佐餐。

功效 | 健脾和胃，助消化，适用于脾虚胃弱，消化不良，稍多食即腹胀吐泻。

注意事项 | 脾虚无食积者不宜服用。

6 薯蓣鸡子黄粥

原料 | 生山药 30 克，熟鸡蛋黄 3 枚。

用法 | 将生山药（干）切碎，研成细粉，盛入有凉开水的大碗内，调成山药浆，待用。将山药浆倒入小铝锅内，置文火上，不断用筷子搅拌，煮两三沸，然后加入鸡蛋黄，继续煮熟即成。

功效 | 健脾和中，固肠止泻，适用于脾气不足，久泄不止乏力少气等。

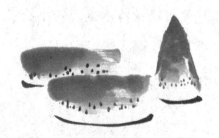

7 赤豆山药粥

原料｜赤豆 30 克，山药 30 克，白糖少许。

用法｜❶ 将赤豆洗净，放入铝锅内；鲜山药去皮，切成薄片待用。
❷ 将盛有赤豆的铝锅加水适量，置武火上烧沸，再用文火熬煮至半熟，加入山药片、白糖，继续煮熟即成。

功效｜清热利湿，止泻，适用于大便溏泄、小便短少、倦怠腹胀、舌干口渴等。

泄泻是胃肠系统疾病，因此饮食卫生特别重要。如果饮食不当，就会直接损害胃的功能，脾胃功能失常，不仅容易引起泄泻，而且各种胃肠疾患均易发生。所以金元时医家李东垣在《脾胃论·脾胃虚实传变论》中说：若胃气之本弱，饮食自倍，则脾胃之气既伤，而元气亦不能充，而诸病之所由生也。饮食方面要注意：

❶ 饮食要有规律，定时定量，细嚼慢咽，不要暴饮暴食。

❷ 不食用过冷过热食物。

❸ 不要吃腐烂变质食物。

❹ 生吃瓜果蔬菜时，一定要用清水洗干净。

❺ 夏天吃凉拌菜或冷面时，最好放些醋和蒜，既有杀菌作用，又可增加饭菜的味道。另外还要注意食具卫生。防止"病从口入"。

最后，还需要注意，腹泻不宜过多食用牛奶和大蒜。牛奶可引起腹胀，加重胃肠道消化的负担。

大蒜有杀虫、解毒、灭菌作用的，为什么在腹泻后不宜吃大蒜呢？腹泻的病因是受凉或进食不洁食物，引起肠道局部组织炎症水肿、血管通透性增加、肠腺体分泌亢进，大量体液进入肠腔，这时肠腔已处于过饱和状态，如果此时进食大蒜等辛辣食品，则可能加重对肠壁的刺激，促使肠壁血管进一步充血水肿，从而加重腹泻。所以，急性腹泻不宜吃大蒜，尤其是生蒜。

吃大蒜杀菌防腹泻，应该在未病之时预防食用，方可显其功效。腹泻次数过多，会引起脱水及电解质紊乱。这时可适当进食淡盐水或稀粥、果汁、醋等食物，也可饮浓茶，起到抑菌作用。

（九）老年遗尿与失禁的调养汤、粥

所谓遗尿是指睡中排尿，醒后方知，虽以儿童多见，但老年人中亦有许多患者。所谓尿失禁是指小便频数，滴沥不断，不能自禁，此症多在白天发病，体虚者或老人较多见。上述病症的发生，是由于老年人肾阳不足，肾不摄水，因致遗尿；或下之不固，不能约束水液而失禁；此外，老年人肺气虚不能约束水道，可致膀胱下藏而遗尿，或老年人肺气虚，气血生化乏源，膀胱气虚而致小便频数失禁。常用的药膳如下：

1 茯苓豆沙寿桃

原料 | 茯苓 100 克，红小豆 250 克，面粉 750 克。

用法 | ❶ 茯苓研粉过筛，掺入面粉内，加水和成面团后发酵；❷ 红小豆挑选洗净后置锅内加水煮至烂熟，过箩，纱布滤水，放锅内翻炒成馅；❸ 将放碱后揉匀醒软之面团，按压扁平包馅，做成寿桃形，上炉烤 2 分钟，再上笼蒸 6 ~ 7 分钟，随意服食。

功效 | 滋体益寿、厚肠益脾，适用于老年脾虚之遗尿。

2 羊肉鱼鳔黄芪汤

原料 | 羊肉 150 ~ 250 克，鱼鳔 50 克，黄芪 30 克。

用法 | 将羊肉洗净切片，同鱼鳔、黄芪同加水煎煮，放入适量桂皮、姜、盐，煮熟。饮汤食肉及鱼鳔。

功效 | 温补脾肾阳气，适用于老年人脾肾阳虚致的遗尿、尿频、乏力、畏寒等。

3 杜仲狗肉

原料 | 狗肉 500 克，杜仲 10 克，调料适量。

用法 | 狗肉洗净切块，用黄酒、盐渍 15 分钟；杜仲用水浸泡，加入狗肉、姜、葱、上屉蒸 1.5 ~ 2 小时，拣去杜仲，食肉饮汤。

功效 | 温肾阳、暖腰膝，适用于肾阳亏损、遗尿或尿失禁。

4 腐皮白果粥

原料 | 白果 9 ~ 12 克，腐皮 45 ~ 80 克，白米适量。

用法 | 将白果去壳及膜，腐皮、白果、白米同煮成稠粥。

功效 | 补肺温肾，对老年人遗尿、尿失禁有效。

除用上述食疗法治老年遗尿与尿失等外，平素在饮食上要适当多吃些滋养性食物，如乳类、豆类、胃汤、新鲜蔬菜、猪胃、猪肝，而且饮食不宜过咸，少量汤粥。

（十）老年水肿的调养汤、粥

水肿，是体内水液潴留，泛溢肌肤，出现眼睑、头面、足跗、腹部以至全身水肿为特征的一种疾患。

水肿由外感风邪，内伤饮食所致肺、脾、肾三脏功能失调，使肺失通调，脾失运化，肾失气化，从而出现肺敷水，脾不制水，肾不化水，造成水湿内聚外溢而成。肺脾、肾三脏，"肾是起主导作用的，是根本。因为"肾主水"，肾为胃关，关门不利，故聚水而从其类也，肾中命门火，温化膀胱，使多余的水从膀胱气化而出，肾阳（命门火）温煦脾土，使脾能运化水湿，将水上输于肺；肺得命门之火，将水敷布全身，通调三焦、下输膀胱、排出体外。可见在水液代谢上是以肾为本、以肺为标、以脾为枢。临床上将外感风邪引起的水肿，称为阳水；将内伤所致肺、脾、肾功能失调而发生的水肿，称为阴水。阳水迁延失治，也可发展成阴水。现在所称急性肾炎水肿多属阳水；慢性肾炎、充血性心力衰竭、肝硬化以及营养不良性水肿，多属阴水范畴。

已证实下列粥膳对水肿有较好的食疗作用：

1 红苋豆腐汤

原料 | 红苋（红米苋）250 克，豆腐 400 克，调料适量。

用法 | 热油爆香姜末、蒜茸、倒入切碎的苋菜翻炒，水煮沸后，投入豆腐小块，煮沸，淋上麻油，淡食。

功效 | 清热利湿，适用于小便不利、水肿尿血等症。

2 鲜拌莴苣

原料 | 莴苣 250 克，黄酒、盐、味精各适量。

用法 | 莴苣剥皮洗净，切或刮为细丝，加盐少许拌匀，稍腌片刻去汁，再加黄酒、味精拌匀，每日分两次服，不可多食，多食昏人眼。

功效 | 健脾利水，适用于老年人小便不利而水肿者。

3 ꒰ 黄芪粥

原料 | 生黄芪 30 ~ 60 克，糯米 100 克，陈皮末 10 克，红糖少许。

用法 | 先将生黄芪浓煎取汁，再将淘洗净的糯米、红糖同煮成粥，待粥将熟时，调入陈皮末，稍沸即可。可早、晚餐服食。

功效 | 补益元气，健脾养胃，利水消肿。适用于劳倦内伤、慢性腹泻、体虚自汗、老年性水肿、慢性肝炎、疮疡不收口等气血不足病症，尤为适宜老年病患者长期服食。

4 ꒰ 赤豆煨鲤鱼

原料 | 赤豆 100 克，鲤鱼一条（重 250 ~ 500 克）。

用法 | 鲤鱼去内脏不去鳞，与赤豆同煮 1 小时，吃肉喝汤，不加盐。每日吃一两次。

功效 | 鲤鱼甘温，含丰富的蛋白质、脂肪、磷、钙及维生素 A，能补虚健胃、利水消肿；赤豆性甘味酸，能下水肿、利不便、解疮毒。二味合用，利于消肿，功效显著。本粥宜淡食，对消除肾水肿尤效。

5 ꒰ 补肾羹

原料 | 羊肾 1 对，葱白、生姜各 10 克，冬葵子 500 克。

用法 | 羊肾去筋膜切细，加葱白生姜、水适量煮熟，调入盐、味精，加炒香的冬葵子。

功效 | 补肾利水。适用于肾气不充之癃闭，面色㿠白、腰膝酸软、舌淡、脉沉细。本方是以脏补脏之法。对肾阳不足、命火式微、不能温煦膀胱、气化无权而致小便不利。羊肾甘温，可补肾气而益精髓，佐以生姜葱白散寒通窍，冬葵子淡渗利水，方药熨帖，当有良效。

6 黄泥煨冬瓜

原料 | 冬瓜一个。

用法 | 以黄泥加水调成稠糊，在冬瓜面厚涂一层，用铁枝穿冬瓜置炉上旋转烧熟，剥去黄泥，去皮食冬瓜（个人酌量服食亦可数人同食）。

功效 | 清热解毒、利水消肿，适用于肾脏病水肿、心脏病水肿、暑天烦热、小便不畅等。

7 黄雌鸡

原料 | 黄雌鸡 1 只，草果 6 克，赤豆 30 克，葱、姜、盐各适量。

用法 | 鸡宰杀后去毛及内脏，洗净，与两味同入砂锅内，加葱、姜、盐、清水适量，烧沸后，文火炖至鸡及赤豆熟透。

功效 | 利水消肿、益气补虚，适用于慢性肾小球肾炎、脾肾阳虚之浮肿、腹水不消等。

8 薏米防风饮

原料 | 生薏米 30 克，防风 10 克。

用法 | 煎水当茶饮。

功效 | 散风利水，适用于水肿以头面为主、恶风无汗者。

9 鲫鱼赤豆商陆饮茶

原料 | 鲫鱼 240 克，赤豆 120 克，商陆 3 克。

用法 | 鲫鱼去鳞、肠肚等，洗净，与赤豆、商陆同煮，至豆熟鱼烂成浓汤，不拘时，代茶饮。

功效 | 行气利水，适用于因三焦气化不行，水液潴留而引起的大腹水肿、四肢肿胀、大小便不利等。

老年人水肿病除用上述药膳调理外，平素在饮食上宜先用既有营养，又易消化吸收的食物。冬瓜、葫芦、赤豆、薏米（薏苡仁）、玉米、鱼类皆有利尿消肿作用，要多吃一点；要避免油腻黏滞，以免滞邪，而使水湿难消，肿甚时尤需注意；肿甚尿少时，宜少饮水，免致水入而难出潴留体内，更增肿势。

（十一）老年中风的调养汤、粥

中风是老年人的常见病、多发病，其病死率、致残率均高。其先兆症状是：头晕、肢麻、吐字不清、疲乏、急躁等，发病时突然昏倒，不省人事，同时伴有半身不遂、语言不利、口眼歪斜。中医学认为，人至老年，多在气血亏虚及心、肝、肾等脏阴阳失调的基础上，加之情志失常、饮食不节、紧张劳累、房事不节等因素的影响，均可导致脏腑经络功能失常、气血逆乱、阴阳偏颇、阴亏于下、阳亢于上、阳化为火，引起风动，而发生中风。

常用的调理汤、粥膳食如下：

1 天麻炖猪脑

原料｜天麻 10 克，猪脑 1 个。

用法｜天麻浸软切片，同猪脑加水共煮 1 小时，食盐调味，肉、汤、药俱食（或置器内，加水适量、隔水炖熟服食）。

功效｜祛风止痛、滋养通脉，适用于头风疼痛之症，现多用于神经性偏头痛、肝阴虚型高血压、动脉硬化，美尼尔氏综合征及脑血管意外所致半身不遂等。

2 天麻钩藤白蜜饮

原料│天麻 20 克，钩藤 30 克，全蝎 10 克，白蜜适量。

用法│天麻、全蝎加水 500 毫升，煎取 300 毫升后，入钩藤煮 10 分钟，去渣，加白蜜混匀，每服 100 毫升，日 3 次。

功效│熄风止痉、通络止痛，适用于风中经络、半身麻木不遂、口眼歪斜、舌强语蹇、头痛目眩等证。

3 全蝎酒

原料│白附子、僵蚕、全蝎各 30 克，醇酒 250 毫升。

用法│上药碎细，酒浸瓶中，3 宿后饮用，每次 10 毫升，不拘时候，常令有酒力。

功效│适用于中风、口眼歪斜等。

4 珍珠牡蛎粥

原料│珍珠母、生牡蛎各 50 克，粳米 100 克。

用法│前二味煮汤，入粳米煮粥，日两次服食。

功效│适用于脑血管意外。

禁忌│虚寒不宜服用。

5 夏枯草荷叶茶

原料│夏枯草 10 克，荷叶 12 克（或新鲜荷叶半张）。

用法│共煎汤，取汁，代茶饮。

功效│适用于肝肾阴虚风火上亢，平素常头痛目眩，或头晕耳鸣，突然发生口眼歪斜、舌强言蹇、手足重滞、半身不遂、舌质红、苔黄，脉弦滑数。

6 ✿ 天蓼粥

原料 | 天蓼木 30 克（细研），粳米适量。

用法 | 先将天蓼木煎汤，去渣取汁，后入粳米煮粥，候熟食。

功效 | 祛风止痉，适用于中风、半身不遂、腰背反张。

7 ✿ 葛粉羹

原料 | 葛粉 250 克，荆芥穗 50 克，淡豆豉 150 克。

用法 | 葛粉作面条；荆芥穗、淡豆豉共煮沸，去渣留汁，葛粉面条放药汁中煮成面羹，空腹食。

功效 | 适用于中风，言语蹇涩、神昏、手足不遂，及老年人脑血管硬化，预防中风。

老年中风除用上述药膳调理外，平素在饮食上以清淡为宜，且食量不可过饱，每餐以八分饱为好，因为食量太多易发胖。在膳食中要适当配用降血脂的食品，如姜、豆制品、酸牛奶、蘑菇、蜂王浆等。宜多吃些含维生素C丰富的食物，如山楂、橘子、鲜枣、番茄和各种绿叶蔬菜。

此外，预防中分很重要。

❶ 适量的酒能预防中风，过量的酒则会导致中风。英国的研究人员发现，每天喝一两杯酒，患出血性中风或因血管栓塞而引起中风的机会只有不喝酒的人的 60%～70%；但每天喝 3～4 杯酒甚至更多的人，中风机会比不喝酒的人要高出 3 倍以上。

❷ 过度肥胖的老人一定要坚持减肥，才能防中风。

肥胖一直是脑卒中（中风）的高危因素。因为肥胖症多并发高脂血症和动脉硬化，血液黏度增高，会导致脑供血不足、脑功能不全、脑梗死、脑出血等。肥胖也是引发高血压的重要因素，而且随着肥胖程度的增加，其高血压发生率成倍地增加。高血压又是导致脑出血的主要因素。

我国古代医学家很早就注意到了肥胖易中风的特点。《黄帝内经》中说如果食膏粱厚味，损伤脾胃，以致不能运化水谷精微，湿聚生痰，痰瘀化热；或挟肝风上扰，或流窜经络而致诸病丛生，强调肥胖之人是极易发生中风的人群。这些肥胖人为什么易发生中风呢？

金元医家刘完素在《素问玄机顾病式》中说：所谓肥人多中风者，盖人之肥瘦，由气血虚实使之然也……故血多气虚则肥。这就指出机体内在的功能的紊乱、新陈代谢的不平衡是产生肥胖的原因所在。而机体抵抗力的降低（气虚）和血液黏度的增加（血实）是中风发生的重要病理改变所在。元代医家朱丹溪认为，肥胖人发生中风的体质特点是"肥白人多湿"。近代医家张山雷在《中风诠》中进一步强调"肥甘太过，酿痰蕴湿，积热生风，致为暴仆偏枯，猝然而发，如有物使仆者，故仆击而特著其病源，名以膏粱之疾"。

❸ 吃马铃薯能预防中风。营养专家唐晚伟认为马铃薯能预防中风。很多人以为马铃薯中含淀粉较多，没多大营养，吃多了还容易发胖。其实，马铃薯是一种低热量、低脂肪的食品，每1000克马铃薯的热量仅为同量大米或面粉的20%左右，所含脂肪是大米或面粉的7%左右。此外，马铃薯中所含的蛋白质比黄豆还好，是最接近动物蛋白的一种植物蛋白。近年来，经研究证明，常吃马铃薯还可以预防脑中风的发生。这主要是由于马铃薯中含有丰富的钾。钾在人体中主

要分布在细胞内，有着重要的生理功能，能维持细胞内的渗透压，参与能量代谢过程，维持神经肌肉正常的兴奋性。缺钾的人则脑血管容易破裂，发生中风。另外，马铃薯中的粗纤维可以起到润肠通便的作用。便秘者用力憋气解便时，会使血压突然升高，这也是中风的一个重要诱因。马铃薯中还含有一种类似转换酶的物质，具有降压药一样的功效，能使血管舒张、血压下降。据印度医学专家研究，一个人只要坚持每星期平均吃上5、6个马铃薯，患中风的危险会下降40%。

❹ 常吃奶酪可预防中风。医学专家刘东强指出，常吃乳制品可有效预防中风。与那些很少食用乳制品的人相比，经常喝牛奶、吃奶酪的人中风发病率要低约31%，这是发表在日本《每日新闻》上的一则报道。日本大阪大学公共卫生学院的教授对岩手、秋田、长野和冲绳4县约4万名40～59岁的居民进行了调查，这一研究从1990年开始，持续了12年。到2002年，调查对象中有1321人中风。研究人员分析了中风患者发病与饮食等生活习惯的关系，按调查对象每天从乳制品中摄取钙的量将其分成5组进行数据调查。

结果显示，平均每天摄入116毫克乳钙的人，比几乎不摄取乳钙的人中风几率低31%。研究人员表示："每天饮用130毫升左右的牛奶或食用1片或1片半切片奶酪就能起到预防中风的作用。"相关数据还表明，通过吃蔬菜、鱼类和黄豆制品等乳制品以外的食品摄取的钙对预防中风没有明显效果。

这一研究的负责人矶博康解释说，多摄取钙能使血压降低，这可能就是钙预防中风的原因。而乳制品比其他食品预防中风的效果要明显，主要是因为人的肠道更容易从乳制品中吸收钙。

以下饮食原则是预防中风较有效的方法：

❶ 补钾。钾是人体所需的重要元素之一，担负着维持人体细胞内渗透压、维持神经肌肉正常兴奋性等作用，钾还参与心肌收缩、舒张，参与人体能量代谢，缺钾的人容易发生中风。马铃薯含钾丰富，有报道称，每天吃一个马铃薯，就可以使中风危险下降60%，黄豆、青豆、黑豆、红小豆、绿豆等含钾也很高，宜常吃。

❷ 补镁。钙和镁是一对形影不离的"亲兄弟"，又是一对互不相让的冤家对头。钙能促进心肌收缩，增强神经肌肉兴奋性，而镁则能对抗钙的作用，维持脑细胞内外钙的平衡，从而保护大脑。一旦钙与镁的比例失衡，容易引发中风。常吃玉米、番茄、海带等食品，可以补充丰富的镁，有助于预防中风的发生。

❸ 补维生素。预防中风，维生素 C 和维生素 E 起着很重要的作用。这两种维生素都有强大的抗氧化作用，维生素 C 能保护血管内皮系统的完整性，防止发生血栓、出血；维生素 E 能抗氧化，防止有害物质对脑血管的破坏，保持血管弹性，防止中风发生。常吃蔬菜、水果，玉米油等大有好处。

❹ 降脂。高血脂造成动脉硬化，血管堵塞，是引起中风的危险因素之一，因此应经常吃降血脂的食物，如洋葱、海带、卷心菜、深海白油等，适当饮醋、饮茶大有益处。

❺ 降压。高血压电是引起中风的危险因素之一，而且是更危险的因素。高血压既可以直接造成出血性中风，又可以间接造成血栓性中风，因此，降低血压，保持血压平稳非常重要。可以多吃点芹菜、橄榄油、萝卜等。

❻ 降低血液黏稠度。血管里的血液黏稠度增高，导致血液流动缓慢，容易发生堵塞，出现血栓，引发中风。因此，降低血液黏稠度是防治中风的重要内容。为此，可以多吃点黑木耳、韭菜、生菜等。

（十二）老年不寐的调养汤、粥

所谓不寐，是指失眠，老年人气血亏损，善思多虑，多有不寐。《黄帝内经》指出："胃不和则卧不安"，即老年人由于脾胃虚弱，饮食难化，若有宿食停滞或肠中燥屎停留，则更影响脾胃运化功能，从而造成失眠；《医碥》中说："高年人阴虚阳孤不寐"，即老年素体虚弱或久病，致使肾精耗损，水亏不能上济心火，心火上炎扰心神而成不寐；除上述原因可致老年人不寐外，老年人心脾血虚和心虚胆怯亦是导致失眠的重要原因。在制定老年失眠药膳时，必须根据上述原因来选用食物和药物，常用的药膳如下：

1 豆麦茶

原料 | 黑豆30克，浮小麦30克，莲子7个，黑枣7个。

用法 | 同煮汁，滤渣，调入冰糖少许令溶，代茶饮。

功效 | 益智安神，适用于心肾不交引起的虚烦不眠、夜寐盗汗、神疲乏力、健忘等证。

2 半夏秫米汤

原料 | 半夏15克，秫米50克。

用法 | 取河中长流水，澄清，取清液煮秫米，法半夏为粥样，但吃时去渣，只饮其汁一小杯，一日3次，连服3天，以见效为止。

功效 | 祛痰降逆、和胃、调阴阳，适用于因痰滞胃致阴阳失调的失眠。

3 黄连阿胶鸡子黄汤

原料 鸡子黄2枚，阿胶9克，黄连12克，白芍3克，黄芩3克。

用法 先煮黄连、黄芩、白芍，加水8杯，浓煎至3杯，去渣后，加阿胶烊化，再加入鸡子黄，搅拌均匀，热滚，分3次服。

功效 清热育阴，适用于热邪入营、伤耗营阴心液、发热不已、心烦不得卧、舌红绛而干、脉细数。

4 杞子南枣煲鸡蛋

原料 枸杞子15～30克，南枣6～8个，鸡蛋2个。

用法 洗净同煮至鸡蛋熟，鸡蛋去壳，入锅再煮片刻，吃蛋喝汤。

功效 补虚劳、疏气血，健脾胃、养肝肾，适用于老年性失眠，同时对一切慢性消耗性疾病有效。

5 枸杞决明汤

原料 沙参15克，牛膝9克，枸杞子15克，决明子9克，蜂蜜适量。

用法 将前4味药煎汤后，冲入蜂蜜调服，日一剂，连服数剂。

功效 滋阴清热、养肝明目，适用于腰酸失眠、潮热盗汗、视力低下。

老年失眠除用上述药膳调养外，平素在饮食上宜食清淡蔬菜、少脂荤菜，要忌食辛辣、热性之刺激品，晚饭不宜过饱，油腻、油炸之品宜少食。睡前不要喝浓茶、咖啡，以免神经兴奋不能入睡。

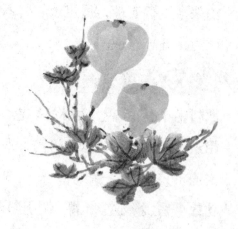

（十三）老年眩晕的调养汤、粥

眩是目眩，即眼花或眼前发黑、视物模糊；晕是头晕，即感觉自身或外界景物旋转，站立不稳，因二者并见，故统称为"眩晕"，此亦为老年人常见病症之一。究其原因有四：一是外邪袭人，邪气循经脉上扰巅顶，清窍被扰，可发生眩晕；二是脏腑功能失调，或肾精亏耗，不能生髓，髓海不足，发生眩晕；或肝阳上亢，上扰清窍，发为眩晕；或是脾胃不足，气血亏虚，脑失所养；三是痰浊中阻，痰浊上犯，蒙蔽清阳而发眩晕；四是瘀血内阻，清窍受扰，而生眩晕。

常用的调理汤、粥膳下：

1 ✿ 天麻炖猪脑

原料 | 天麻 10 克，猪脑 1 个，清水适量。

用法 | 放瓦盅内隔水炖熟服食，每日或隔日 1 次，3 或 4 次显效。

功效 | 祛风、开窍，通血脉、镇静、滋养，可调理眩晕。

2 ✿ 泽泻粥

原料 | 泽泻 50 克，川牛膝 10 克，白术 15 克，粳米 50 克。

用法 | 先将泽泻、白术、牛膝同入砂锅中煎水，去渣，取汁；用净药汁同粳米煮成稀粥。每日早、晚各服一小碗，连服 3～5 天。

功效 | 利湿涤痰、去眩晕。

3 ✿ 肝肺陈皮汤

原料 | 猪肝、猪肺各 1 具，陈皮 125 克，食盐适量。

用法 | 诸味洗净，水煮熟，吃肉喝汤。连服 7 天。

功效 | 养血熄风，适用于美尼尔氏综合征眩晕呕吐、耳鸣耳聋、面色萎黄等证。

4 芹枣粥

原料 芹菜连根 60 克，粳米 100 克。

用法 芹菜洗净切碎，同粳米煮粥，温热服食，

功效 清肝热、降血压，适用于高血压病、肝火头痛、眩晕目赤等病症。

5 十全大补汤

原料 党参、黄芪、白术、茯苓、熟地、白芍各 10 克，当归、肉桂各 5 克，川芎、甘草各 3 克，大枣 12 枚，生姜 20 克，墨鱼、肥母鸡、老鸭、净肚、肘子各 250 克，排骨 500 克，冬笋、蘑菇、花生米、葱各 50 克，调料适量。

用法 ❶ 将诸药装纱布袋内，扎口；鸭、鸡肉及猪肚洗净；排骨剁开；姜、笋、菇洗净。❷ 与以上诸料同放锅中，加水，武火煮开后改用文火煨炖，加黄酒，花椒。❸ 待肉熟烂后捞出，切成丝条，再放入汤中，去药袋，煮开后，调入盐，食肉饮汤，每次 1 小碗，早晚服用。全部服完后，隔 5 日再服。

功效 补阴阳气血，调五脏六腑，适用于各种慢性虚损性疾病，如体质虚贫血、中气不足、脾胃虚弱、头晕目眩等；无病服用，能健身防病。

6 夏枯草煲猪肉

原料 夏枯草 20 克，猪瘦肉 50 克。

用法 猪肉切薄片：夏枯草装纱布袋内，扎口，同放锅内，加水，文火炖至肉熟烂，弃药袋，调味，食用饮汤，日一剂，分两次服食。

功效 清肝热、散郁结、降血压，适用于高血压引起的头晕目眩。

7 干菊花粥

原料｜干菊花 10 克，陈粳米（或北粳米）50 克，冰糖少许。

用法｜干菊花去蒂择净，磨成菊花末，先以陈粳米、冰糖加水 500 毫升，煮至米开汤稠，调入菊花末，文火稍煮片刻，待粥稠停火，盖紧焖 5 分钟，日两次，稍温服食。

功效｜适用于外感风热、头痛目赤、眩晕眼痛。

眩晕除用上述药膳调理外，平素在饮食上要新鲜、少量、多餐，以富有营养成分并易于消化为原则；除考虑饮食的品种外，在烹调方面也应多加考虑。例如对胃口不好的病人，可以把米炒微焦，再加水煮粥，这样既有诱人的香味，又易于消化。又如饮汤，以蛋汤为宜，要少食盐，宜清淡。多食水果、蔬菜、瘦肉、豆制品、植物油等；在饮食的禁忌方面，应和中医辨证结合起来，如虚寒体质的应忌生冷、瓜果等凉性食物，宜食偏温性食物；而虚热型体质的，则应忌辛辣、烟酒等热性食物，宜食偏凉型食物。眩晕因于外感所致者，又伴有高热、汗出，宜多饮水。

（十四）老年头痛的调养汤、粥

头痛是老年人最常见的病症之一，老年头痛最常见的原因有四：一是体质虚弱，卫外不足，感受风寒湿，若感受寒邪，卫阳被遏，寒凝血滞，闭阻消阳，而为风寒头痛：若感受风热，风热上扰清窍，侵扰清空，清阳不升，热扰神明，形成风热头痛；二是老年肾亏，肾精久虚，不能生髓，髓海不足，而致肾虚性头痛；三是饮食不节，恣食肥甘，又喜食辛辣酒热之品，致使脾失运化、生痰积热、痰热壅盛、上蒙清窍、阻遏清阳而生头痛；四是年老阴血不足，加上情志不遂，易于被情态所伤而郁怒，郁而化火，火动风盛，气血逆乱，上扰清空，而为头痛。常用的药膳如下：

1 川芎茶

原料｜川芎 3 克，茶叶 6 克。

用法｜研细末，和匀，日 1 次，开水冲泡，不拘时，代茶频饮。

功效｜祛风除湿，适用于诸风上攻、头目昏重、偏正头痛、鼻塞身重、肢体烦痛、肌肉晌动等。

2 蔓荆子粥

原料｜蔓荆子 30 克，粳米 50 克。

用法｜蔓荆子研碎，入水煮，绞清汁，入米煮粥，空腹食。

功效｜清利头目、平肝止痛，适用于眩晕头痛、目睛内痛，风热感冒、头痛日赤等证。

3 山楂荷叶茶

原料｜山楂 30 克，荷叶 12 克。

用法｜二味加清水，两碗煎至一碗，去渣饮用。

功效｜解暑热、清头目，清食滞，化瘀结，适用于肝炎头痛、暑热口渴、饮食积滞等证。

4 ∽ 磁石粥

原料｜磁石 60 克，猪肾一对，粳米 100 克。

用法｜将磁石捣碎，于砂锅内煎煮 1 小时，滤汁去渣，将猪腰子去脂膜，切片，与粳米同入砂锅内，加入磁石药汁煮粥。吃时可放少许盐调味。

功效｜摄肾气，平肝阳，适用于肾阴虚、肝阳上亢之头痛、耳鸣。

老年头痛除用上述药膳调养外，平素在饮食上要注意营养，少食刺激性食物。属痰浊头痛的，需忌肥甘原味及酒；肾虚头痛者，应少食盐味；肝阳头痛者，忌食辛辣食物及烟酒；平时可以菊花煎水代茶饮；头痛伴发热者，宜多食清淡蔬菜、水果、绿豆汤等，禁烟酒、公鸡、螃蟹、虾子等发物。

（十五）心悸的调养汤、粥

心悸，俗称"心慌"，主要以病人自觉心中急剧跳动、惊慌不安、不能自主为主要临床特征，常兼有气短、乏力、懒言、不寐等症，部分病人常伴有胸痛或胸闷不适。心悸的发作有阵发与持续之别，阵发者，可每日数次或数日1次，发作症重，过后如常人。持续发作者，则终日心悸，难以自持。现代医学的各种心脏病所引起的心律失常以及贫血、甲状腺功能亢进、神经官能症等以心悸为主要表现的，均属本病范畴。

中医认为，心悸多由心血不足、心气亏虚、阴虚火旺或痰饮所伤而引起。根据不同类型选用适当的药粥调养，有良好效果。

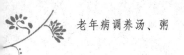

心血不足，症见面色少华、心悸不宁、夜眠不安、多梦、胆小善惊、舌少苔、脉象略数。宜养血安神，可用桂圆枣仁粥。

1 桂圆枣仁粥

原料｜桂圆肉 20 克，炒酸枣仁（捣碎）20 克，红枣 10 枚，小米 100 克。

用法｜共放砂锅内，加水适量，文火煮粥，晨起空腹服食。

功效｜方中桂圆肉既能补脾气，又能养心血而安神；酸枣仁补益肝胆，滋养心脾，为调养虚烦惊悸之良药；红枣补脾和胃，益血调营，养心安神。此粥适用于心血不足之心悸，颇有效验。

心气亏虚，症见面色苍白，倦怠自汗，心悸气短，舌质淡白，脉象细弱。宜补养心气，可用参芪山药粥。

2 参芪山药粥

原料｜人参 5 克，黄芪 30 克，山药 30 克，粳米 100 克。

用法｜❶人参、黄芪、山药先加水煎煮，过滤取汁，备用。❷粳米加水煮粥，半熟后加入药汁，米开粥稠即可，代早餐服食。

功效｜人参大补元气，补脾益肺，养心安神；黄芪为补气要药，可增加冠状动脉的血流量，降低冠状循环阻力，改善心血管功能；山药亦为健脾益气之佳品。此粥适用于心气亏虚之心悸不安，其效灵验。

阴虚火旺，症见心悸而烦、咽干或痛、手足心热、夜寐不安、有时盗汗、舌红少苔、脉细数。治宜滋阴清热，可用玉竹麦冬粥。

3 玉竹麦冬粥

原料 | 玉竹 20 克，麦冬 15 克，百合 30 克，糯米 100 克，冰糖适量。

用法 | 先加水煎玉竹、麦冬、百合，过滤取汁，糯米加水煮粥，半熟后加入药汁，米烂汤稠时加入冰糖调味，分早晚温服。

功效 | 方中玉竹滋阴养心，有强心作用；麦冬清养肺胃之阴，生津润燥，且可清心而除烦热；百合清润心肺，有安神除烦之效。此粥功在滋阴清热，宁心安神，适用于阴虚火旺之心悸。

除用上述食疗方调养老年心悸外，平素在饮食上要注意调护，即应多吃些养心血、治心阴的食物，如茯苓、大枣、阿胶等。

（十六）老年虚劳的调养汤、粥

所谓虚劳，即"虚损劳伤"，凡久病体虚、积劳内伤、病久失养、脏腑亏损、气血虚弱等表现为各种亏损征候者，都属于虚劳。老年人由于身体衰老和多病，多数人体质虚弱，由此极易发生虚劳，其具体原因，主要有三：一是烦劳过度、肾精虚乏、形气日渐衰微，导致虚劳，出现筋骨槁堕、脊柱弯曲、牙齿脱落、头发变白或脱发等一派虚象；二是饮劳不节，劳倦伤脾；三是病后失调，正气耗伤。

常用的调理汤、粥膳如下：

1 龙眼肉粥

原料 | 龙眼肉 100 克，粳米 100 克。

用法 | 上二味同煮作粥，任意食用。

功效 | 益心脾、安心神，适用于虚劳羸瘦、失眠、惊悸等证。

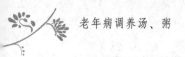
2 参归炖猪心

原料 | 党参 50 克，当归 10 克，猪心 1 个，食盐各适量。

用法 | ❶ 将猪心去油脂，洗净；选择上好党参，最好用潞党参；当归用秦归的归头或归身。❷ 将党参、当归和猪心放入砂锅内，加水适量，用文火炖至猪心软烂即成，食用时可加少许盐调味精、食盐调味。

功效 | 补心血、益心气，适用于心功能虚弱，尤其是心血虚所致之虚劳，主要表现是：心悸怔忡、心烦健忘、失眠多梦、面色不华、舌淡、脉细或结代。

3 参附鸡汤

原料 | 党参、附片、生姜片各 30 克，母鸡肉 500 克，调料适量。

用法 | 参、附、姜片装纱布袋内，扎口，与鸡肉块同炖 2 小时以上，加葱、盐、味精等调味，分数次佐餐。

功效 | 温补肾阳，适用于老年虚劳之症属肾阳虚者，其主要表现有：恶寒肢冷、面色萎白、下利清谷或五更泄泻、腰脊酸痛、遗精阳痿、多尿或不禁、苔白、脉沉迟。

4 川贝雪梨煲猪肺

原料 | 川贝母 40 克，雪梨 2 个，猪肺约 250 克。

用法 | 先将雪梨削去外皮，切成数块，猪肺切成片状，用手挤去泡沫，与川贝母一起放入砂锅内，加冰糖少许，清水适量，慢火熬煮 3 小时后服食。

功效 | 补肺阴，适用于虚劳病之症见肺阴虚者。主要表现是：咽燥干咳、咯血，或失音、潮热盗汗、舌红少津、脉细数。

5 虫草炖乌鸡

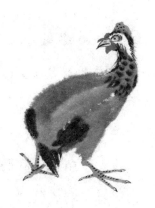

原料 | 乌鸡半只（250 克左右），虫草 10 克。

用法 | 共炖熟食。

功效 | 补虚强身，适用于身体虚弱及虚劳之证。

6 地黄枣仁粥

原料 | 生地 30 克，酸枣仁 30 克，粳米 100 克。

用法 | ❶ 枣仁研细，水煎取汁 100 毫升；生地水煎取汁 100 毫升。

❷ 粳米洗净，煮粥。粥成加入药汁，再煮一沸；早、晚温服。

功效 | 滋养心阴，适用于虚劳病之属于心阴虚者，主要表现是：心悸、失眠、烦躁、盗汗、潮热，或舌痛生疮、舌红少津、脉细数。

7 四物炖鸡汤

原料 | 乌骨鸡一只，当归 10 克，川芎 6 克，白芍 10 克，熟地 10 克，生姜块 15 克，葱、盐、黄酒、鲜汤、味精、胡椒面各适量。

用法 | ❶ 将鸡宰后，去毛、脚，取内脏，入沸水中余一下，再入清水中洗净，姜、葱、洗净；将当归、川芎、白芍、熟地洗净，分别切成薄片，装入双层纱布袋中。❷ 把砂锅置火上，加鲜汤，入鸡、药包，汤开后，捞去浮沫，再加姜、葱、黄酒，移至小火上炖至鸡肉和骨架松软。❸ 加盐、胡椒面、味精调味，除去药包、姜、葱即成，酌量佐餐食。

功效 | 补肝血、滋肝阴，适用于老年之虚劳症见头痛、眩晕、耳鸣、胁痛、目干昏花、急躁易怒、面潮红、舌干红、脉弦细数。

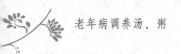

8 姜枣饮

原料｜干姜 5～10 克，红枣 10 枚，饴糖 30 克。

用法｜干姜、红枣共煎取汁，调入饴糖稍煮，日分两次饮服。

功效｜温补脾阳，适用于老年虚劳之症属脾阳虚者，其主要表现是：食少、倦怠、形寒肢冷、大便溏泄，或完谷不化、肠鸣腹痛、舌淡苔白、脉虚弱或沉迟。

老年虚劳除用上述药膳调养外，平素在饮食上宜清淡，温热、熟软，而禁忌油腻、厚味、黏硬和生冷。饮食要做到多样化，即以米、谷、豆类为主食，以各种肉类和蔬菜作为花色多样的副食，再辅食一些水果。老年人肠胃功能薄弱，加上又患虚劳，消化及吸收功能更低，体内代谢又以分解代谢为主，需要较丰富的蛋白质来补偿蛋白的消耗，因此，虚劳者要多吃些含蛋白质高一些的食物。

（十七）阳痿的调养汤、粥

阳痿，亦称"阴痿"、"阴器不用"及"宗筋弛纵"等，是指男性在有性欲状态下，阴茎不能勃起，或虽有阴茎勃起却不能保证足够的时间和硬度以顺利完成性交的病症。临床上除少数患者有器质性病变外，绝大多数阳痿是功能性改变所引起。尤需注意的是本病多与情绪有关，治疗上除药物治疗外，尚应针对具体情况，配合心理及精神治疗，对于消除本病具有重要意义。

目前，常用于阳痿证的养生汤膳主要如下：

1 宣志汤

原料｜茯苓、生枣仁、山药各 15 克，菖蒲、甘草、远志、柴胡、人参各 3 克，白术、当归、巴戟天各 10 克。

用法｜水煎服，每日一剂，分两次服。

功效｜宣通心中抑郁、开阳行气，适用于心包闭塞，阳气不舒，抑郁忧闷，阳痿不举。

2 水蛭雄鸡汤

原料｜水蛭 30 克，雄鸡 1 只（去肠杂）。

用法｜上二味同煮，喝汤吃肉。隔三日一剂。

功效｜活血通络、行气理滞，适用于瘀血阻塞络道、经气不通、宗筋失荣、阳事不举等。

3 冬虫草炖胎盘

原料｜冬虫夏草 10 ～ 15 克，鲜胎盘 1 个。

用法｜上二味加水置瓦盅中，隔水炖熟服用。吃胎盘喝汤，每周 1 次，一般一两次可见效。

功效｜补气益血，适用于气血不足，精液亏损之阳痿、遗精、盗汗、肺结核、贫血、老年慢性气管炎。

4 核桃炖蚕蛹

原料｜核桃肉 100~150 克，蚕蛹（略炒过）50 克。

用法｜隔水炖上述二品。每次服尽，隔日 1 次。

功效｜补脾益肾，适用于脾气不足，肾气亏损所致的阳痿、滑精。

老年阳痿除用上述食疗方外，平素宜注意饮食对性功能的影响，不吃或少吃对性功能有不利作用的食物，如：

❶不吃肥甘厚味之饮食。这是因为肥腻之物，易伤脾胃，而脾胃运化失常，可导致精气不足、精亏血少、体虚气弱，可致性欲减退。此外，过食油腻，脾胃运化艰难，酿生湿热，能流注下焦，扰动精室，可引起遗精、早泄；若流注宗筋则生阳痿，说明肥甘厚味之品不可多食，否则影响性功能。日本学者发现，黄豆和豆制品、章鱼、鳗鱼、泥鳅、鳝鱼含有大量生成精子的物质——精氨酸，对增强生产精子的能力有效。

❷不吃太咸的饮食。因为咸味先入肾，适度的咸味养肾，但食咸太多则伤肾，而人体性功能的强弱与肾密切相关。因此，在饮食上宜清淡，多吃一些富有营养、补肾益精的清淡食品，如植物油、蔬菜、豆类、粗粮、肝脏、禽蛋、鱼类、花生、芝麻等，这对延年益寿、避免性功能衰退有积极意义。

❸不吃寒凉的饮食。因为寒凉食品，令肾阳不足、肾阳虚衰、命门大衰，可致精少阴冷、性功能衰退。祖国医学认为：性凉、多食损元阳、损房事。现在已发现，菱角、茭白、海松子、兔肉、猫肉、猪脑、羊脑、水獭肉、粗棉籽油等，对性功能不利，常吃能出现性功能减退或精子减少、阳痿等。如对猪脑，《本草从新》说其"损男子阳道"，又如水獭肉，《日华本草》说其"消男子阳气，不宜多食"，《随患居饮食谱》里也说："多食消男子阳气"。因此，对以上所说食物，有性功能障碍的人，应该禁食；即使性功能正常的也不宜食之太多。

❹不偏食。因为偏食可导致某性营养物质的缺乏，使肾精不足，而男子精子缺乏可导致不育。现代研究发现，精子的含锌量高达0.2%，若平时不喜欢吃含锌丰富的食物，机体含锌量不足，可导致性功能下降、甚至不育。肉类、鱼类、动物内脏含较多的胆固醇，可使体内雄性激素水平升高，有利于精子量增加，但一些人怕胆固醇升高易发生冠心病，故不敢吃这些食物，从而导致性功能减退。

日常多食用能使性功能加强的食物，如：

❶海参，性温、味甘咸，功能补肾养血，常用于肾虚所致的遗精、阳痿、小便频数等证。对于性功能低下者，可用海参（浸透）、羊肉切片一道煮汤，加盐、姜等调味食之。

❷雀卵，麻雀产的卵，能补肾壮阳，常用于肾阳虚所致的阳痿。在使用时，把雀卵煮熟，去壳食，每次1个，1日3次，对肾虚之阳痿、早泄、滑精有一定疗效。每可用雀卵两个，加虾3钱，或加菟丝子、枸杞子各3钱，放于碗内，加水煮熟食用，对阳痿、早泄效果更好。

❸韭菜，又名起阳草，壮阳草，性味甘平、温，是振奋性强壮药，有健胃、提神、温暖、壮阳作用。若用韭菜炒鲜虾，效果更好，因为鲜虾益精壮阳。使用时，每次可用韭菜150克，鲜虾250克去壳，炒熟佐膳。

❹牛鞭，是雄牛的外生殖器，黄牛、水牛均可，其中包括两睾丸。牛鞭性味甘，温，能壮阳补肾，治"丈夫阳痿不起"。使用时若用枸杞子炖牛鞭效果更好，即每次可用杞子20～40克，牛鞭一具（去净中间筋膜），隔水炖熟，食肉饮汁。亦可加入生姜，去其异味，一般炖服或几次显效。

（十八）早泄的调养汤、粥

由于老年人多肾虚而胃虚精关不固，故粗时自下，发生早泄。

常用的调理早泄的食疗方主要如下：

1 鹿角胶粥

原料 | 鹿角胶 15~20 克，粳米 100 克，生姜 3 片。

用法 | 先煮粳米做粥，待沸后放入鹿角胶、生姜同煮为稀粥。每日 1 或 2 次，3 ~ 5 日为 1 个疗程。

功效 | 补肾阳，益精血，适用于肾阳不足所致的阳痿、早泄、遗精、腰痛，妇女子宫虚冷，崩漏、带下等。

注意事项 | 阴虚火旺、口干舌燥、尿黄便秘或感冒发热者忌服。适宜于冬季服用。

2 鹿鞭粥

原料 | 鹿鞭 1 具，粳米 100 克，葱、盐、胡椒适量。

用法 | 锅内放沙，加热，将鹿鞭放锅内炒，炒至松泡后取出，研末备用。再将粳米淘净放入砂锅内煮粥，待粥煮至将熟时，放入鹿鞭末 3 克及调味品，稍煮 1 或 2 沸即可。每日 2 次，空腹温热食。

功效 | 温阳补虚，适用于阳气衰弱、腰膝酸痛、筋骨痿弱、肢体畏寒、行动无力、阳痿早泄等证。

注意事项 | 火热证忌用。

延展验方 | 也可以鹿鞭切片或段泡酒饮用。

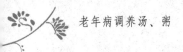

（十九）痱子的调养汤、粥

在夏季，由于气候炎热以及空气湿度大，致使人体皮肤上的汗腺阻塞，汗液不能顺利地从汗腺排出，使汗液滞留在皮肤里而发生皮疹，这就是夏天最常见的皮肤疾患——痱子。根据汗腺阻塞和损伤的情况，痱子可分为若干类型。

白痱，又称晶形粟粒疹，为最常见的一种类型，其症状为皮肤局部起一种清亮的非常表浅的小水疱，疱液透明，易破裂，没有炎症反应，有轻度瘙痒，食用赤豆除湿粥效果较好。

1 赤豆除湿粥

原料｜赤豆 50 克，冬瓜皮 20 克，荆芥穗 5 克，白糖适量。

用法｜先将冬瓜皮、荆芥穗对 500 毫升水煎煮 20 分钟，滗出液汁。另将赤豆入锅兑水煮烂，将煮烂的赤豆粥兑入药液和白糖，即可食用。每次 1 小碗，每天 3 次。

功效｜祛湿，防治痱子。

红痱，又称红色粟粒疹，其皮肤损害为红色斑丘疹，有的开始为针尖大小的丘疱疹，尔后连成一片红斑。此种痱子多发生在肘窝、腋窝、躯干、腰腹部及腹股沟部位。凉血荷叶粥缓解效果佳。

2 凉血荷叶粥

原料｜鲜荷叶 50 克，白茅根 30 克，粳米 30 克，白糖适量。

用法｜先将白茅根用清水洗净后放入 1 升水中煎煮 30 分钟，滗出汁液，再用此汁液煮粳米成粥。当粳米煮至将烂时，放入洗净的鲜荷叶，略煮即成。食时放入白糖。

功效｜清热解毒、凉血，适用于治痱子。

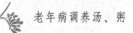

脓痱，常常发生在其他皮肤病之后，由汗腺损伤、破坏或阻塞而起。局部可见清晰的脓疱，但很浅表，在四肢屈侧和阴囊部常发生擦烂性创面，脓疱常因摩擦而破溃，尤其是婴幼儿患有湿疹者易发此症。本症应以清热解毒为主，兼以祛暑除湿，除食疗外，还应配合外用药物。

3 薏米粥

原料 ｜ 薏仁米 50 克，连翘 10 克，佩兰叶 15 克。

用法 ｜ 先将连翘、佩兰叶用水煎煮约半小时，所得药液与薏仁米共煮成粥，加适量白糖，分两顿服食。

功效 ｜ 利水、祛湿，适用于痱子。

4 丝瓜泥鳅汤

原料 ｜ 丝瓜 100 克，泥鳅 150 克，姜 5 克，薄荷叶 10 克，蒜泥 15 克。

用法 ｜ ❶ 将丝瓜皮去掉，切成薄片，洗净；将泥鳅入清水养 3 日（每日换 2 次水），待其肠中杂物摊净，腹呈透明状时再行冲洗。❷ 放入沸水中煲 10 ～ 15 分钟后，放入丝瓜、薄荷叶、姜、蒜泥，煮熟丝瓜，放入少许精盐，小磨香麻油 4 克，即可食用。

功效 ｜ 此汤清热解毒、利水渗湿，适用于痱子疖毒。

5 清凉绿豆汤

原料 ｜ 绿豆 100 克，干荷叶 15 克，薄荷叶、甘草各少许，白糖适量。

用法 ｜ 薄荷、甘草同煎取汁，荷叶装入纱布袋，扎口，与绿豆加水同煮至豆烂，去药袋、对入薄荷甘草汁，待凉食。

功效 ｜ 清热解暑，祛湿、适用于痱子。

6 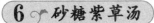 砂糖紫草汤

原料 │ 紫草茸 3～5 克，白砂糖适量。

用法 │ 上二叶加水 500 毫升煮至 200 毫升，去渣饮用。

功效 │ 清热凉血、解毒，适用于痱子。

7 消痱汤

原料 │ 银花、绿豆衣各 12 克，赤芍 9 克，青蒿 4.5 克，灯草 1 把，鲜藿香、佩兰、六一散（荷叶包煎）各 15 克，竹叶 6 克。

用法 │ 以水煎汤，每日两次。

功效 │ 清热解暑化湿，适用于痱子。

　　除用上述方法调理老年痱子外，在饮食方面，还要注意忌食温燥之品，饮食宜清淡易消化，并适当进服清凉饮料以清暑解温。

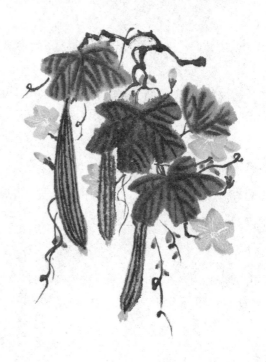

第四章

老年常见病的调养汤、粥

（一）咽喉炎的调养汤、粥

咽喉是呼吸道的门户，由于冬春季节气候寒冷，使人容易患咽喉炎，表现为咽喉肿痛、头痛发热、声音嘶哑。

中医认为，本病多为邪毒侵袭，肺胃热盛，或肺肾阴虚，虚火上炎所致。在清肺泻热、养阴润肺的同时配以药粥，则对咽喉炎有辅助调理作用。

常用于调理咽喉炎的汤、粥膳方为：

1　鲜藕绿豆粥

原料｜鲜藕 50 克，大米、绿豆各 30 克，白糖适量。

用法｜先煮绿豆至沸，加大米煮至半熟后，再放入藕片。待熟后调入白糖再煮一两沸即可。

功效｜此粥甘滑可口，有消热凉血、利咽除烦、生津止渴之功。凡肺胃热盛之急性咽喉炎及炎症后期热退伤阴者均可服食。

2　粳米二冬粥

原料｜天门冬、麦门冬各 20 克，粳米 30 克，蜂蜜一匙。

用法｜将二冬水煎汁煮粥，待熟后调入蜂蜜食之。

功效｜清热利咽，养阴润肺。适用于急性咽喉炎后期热病伤阴及咽喉干燥、声音嘶哑、口渴心烦者。

3　二参麦冬粥

原料｜玉参、沙参、麦门冬各 15 克，大米 30 克，冰糖适量。

用法｜将二参、麦冬水煎取汁，加大米煮为稀粥，待熟时调入冰糖服食。

功效｜养阴润肺、化痰止咳。适用于慢性咽喉炎伴有干咳少痰、津少口干者。

4 发汗豉粥

原料｜淡豆豉 15 克，葛根 30 克，生石膏 30 克，麻黄、荆芥、山栀各 3 克，大米 60 克，生姜 3 片，葱白 2 段。

用法｜以上药材加水同煎，待沸 5 ～ 10 分钟后去渣取汁，加大米同煮为粥，服食。

功效｜此粥可发汗、清热，适用于急性咽喉炎发热、头痛、无汗、咽干口渴，咽喉疼痛者。若服后汗出热退即应停服。

5 百合生地粥

原料｜百合 50 克，生地、大米各 30 克。

用法｜将生地捣碎加水煮汁，去渣，加大米、百合煮稀粥服食。

功效｜养阴益肾、消热利咽。适用于肺肾阴虚、虚火上炎之慢性咽喉炎伴有咽喉疼痛、干咳少痰、声音嘶哑等。

6 冰糖麦冬炖白莲

原料｜麦冬、白莲各 12 克，冰糖和水适量。

用法｜隔水炖后饮汁食莲。

功效｜清火除烦、养心益肾、清润咽喉，适于属心肾不交，火热上炎的咽喉慢性炎症。

7 冰糖枸杞子炖凤凰衣

原料｜枸杞子 12 克，凤凰衣 6 克，冰糖和水适量。

用法｜隔水炖后饮汁食杞。

功效｜滋肾养肺、清金降火、润利咽喉的功效，适于属肺肾阴虚、虚火上炎的咽喉慢性炎症。

8 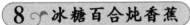 冰糖百合炖香蕉

原料 | 百合12克，香蕉2个（去皮），冰糖适量。

用法 | 隔水炖后饮汁食蕉。

功效 | 清热降火、润肺滑肠、清润咽喉的功效，适于咽喉急性炎症后期火热伤阴证，或老年人阴虚津少、大肠液亏、大便燥结、燥火上炎的咽喉慢性炎症。

慢性咽炎是慢性虚损性疾病，与生活起居、饮食等都有一定关系，因此除了辨证施治使用药物及其他方法治疗外，还要注意生活的调节。

❶戒除烟酒嗜好。烟酒均属辛热之品，多能耗伤津液、资助邪火。

❷冬季严寒，如用火炉御寒，煤中火毒随烟雾腾散，刺激咽喉容易致病。因此在烤火时，应保持室内空气流通，使烟气透散到室外。也不要对着火盆烤火，否则很易咽干咽痛、鼻燥，引致咽病。

❸避免大声叫喊，节制性欲，以免耗损阴精。

❹注意其他部位的疾病，尤其是鼻病、口、齿病要及时治疗。在粉尘较多的环境中要戴防尘口罩。

❺常饮些清凉润肺饮料，如甘蔗汁、茅根水、沙参水、玉竹水，或用罗汉果、生地等与猪肉炖汤助餐。

❻每晨宜饮淡盐汤一杯或漱口，盐汤以淡为宜，不宜过浓。

❼每年冬季常以萝卜做菜，以清火化痰，平时亦可取新鲜藕节烘干，用盐腌好封固，遇有咽痛时，嚼汁咽之，对于阴虚咽痛者更为适宜。

❽治疗慢性咽炎不宜过用苦涩之药，以免虚火更旺、阴液更亏。

129

（二）老年慢性支气管炎的调养汤、粥

此病是以长期反复发作性咳嗽、咯痰，或伴有喘息为主要临床表现的呼吸系统常见病，因其多发于老年人，故有人称之为老年性慢性支气管炎。究其原因，多由饮食起居等多方面的原因，逐渐引起肺脾肾虚弱而致。治疗上当以调补肺脾肾三脏为主。

常用的调理药膳如下：

1 冬瓜仁薏米粥

原料｜冬瓜仁、薏苡仁各 30 克，粳米 100 克。

用法｜先将冬瓜仁用清水淘洗净，煎取汁，去渣。再与粳米、薏苡仁（薏米）淘洗净，同煮为稀粥，日服两三次。

功效｜健脾、利湿、化痰，适用于老年慢性支气管炎属痰湿犯肺症。

延展验方｜"三子养亲汤"、"霜冻茄秧"均可作为老年慢性支气管炎的调补饮食。

2 罗汉果饮

原料｜罗汉果 20 克，水 500 毫升。

用法｜将罗汉果放杯中，加水盖压，浸泡 30 分钟，温服。

功效｜止咳化痰、清热凉血、润肺滑肠，适用于伤风感冒、嗽痰多、肠燥便秘、慢性支气管炎等病。

3 姜汁牛肺糯米饭

原料｜牛肺 150~200 克，生姜汁 10~15 毫升，糯米适量。

用法｜牛肺切块，与糯米文火焖熟，起锅时加生姜汁拌匀，调味服食。

功效｜补肺暖中、祛痰止咳，适用于老人寒嗽日久，现多用于慢性支气管炎。

4 柠檬叶猪肺汤

原料 | 柠檬叶 15 克，猪肺 150~200 克。

用法 | 先将猪肺洗净切成片状，用手挤出猪肺内的泡沫，用水冲洗干净，然后加水适量与柠檬叶同煲汤，用食盐少许调味，饮汤食猪肺。

功效 | 柠檬叶猪肺汤，有化痰止咳、祛风健胃、理气止痛的功效。民间常用以调理慢性支气管炎久咳不止、喉痒痰稀白芨久咳引起的胁痛腹胀满等症。

5 萝卜杏贝露

原料 | 白萝卜 300 克，海浮石 20 克，甜杏仁 15 克，川贝母 5 克，蜂蜜 4 匙，黄酒 1 匙。

用法 | 所有材料倒入瓷盘内，加入蜂蜜，旺火隔水蒸 2 小时，离火，冷却后，纱布过滤，绞取汤液。将汤液再蒸半小时冷却，装瓶，密封。早晚各 1 次，每次 1 匙，开水送服。

功效 | 清热化痰、宣肺通气，适用于咳痰黄稠、肺火重的慢性支气管炎。

6 雪羹汤

原料 | 海蜇 30 克，荸荠 4 个，食盐适量。

用法 | 海蜇用温水洗净切块，荸荠去皮洗净，切块。海蜇、荸荠放入锅中，加水、食盐，旺火烧沸后再用小火煮约 15 分钟即成。

功效 | 本品有清热化痰、润肠通便功效。适用于痰热咳嗽，大便燥结。适用于痰热咳嗽而素体阴虚者。

注意 | 虚寒者不宜食用。

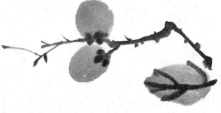

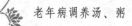
7 猪肺百合黄芪汤

原料 猪肺 1 具，北黄芪 20 克，百合 15 克，大枣 10 克，生姜 3 片，橘丝 8 克。

用法 用清水炖，熟后去药，食汤及猪肺。

功效 有补肺益气化痰之功效。

8 百合固金汤

原料 百合、生地各 15 克，熟地、麦冬、白芍、当归、贝母、玄参各 9 克，桔梗、甘草各 3 克。

用法 上述药品加工煎煮，滚沸后 30 分钟，取药汁 250 毫升，温服，每日两次。

功效 有益肾养阴、润肺化痰之效，适用于老年人久咳不止、气喘、心烦、痰多等。

9 花生冰糖汤

原料 落花生 100 克，冰糖适量。

用法 落花生洗净，放入锅中，加清水、冰糖，煮约半小时即成。

功效 本品有润肺止咳功效，适用于肺虚燥咳、秋燥咳嗽。

注意 痰湿咳嗽者不宜用。

10 白芨燕窝汤

原料 燕窝、白芨各 6 克，白糖适量。

用法 将燕窝用水发开，择洗干净，放入锅内，加水和白芨烧开，去浮沫改文火炖至燕窝酥烂，加糖再烧开即可。分两次早晚服。

功效 适用于老年慢性支气管炎、肺气肿、咯血或肺结核咯血。

11 ᠍ 葱白粥

原料 ｜ 3 厘米肥大葱白 5 段，生姜 5 片，粳米 60 克，米醋 5 毫升。

用法 ｜ 大葱白、生姜、粳米煮粥。粥成加米醋，趁热食用。每日 1 次，服后盖被出微汗。

功效 ｜ 散寒发表、温通经络。

12 ᠍ 百合猪肺汤

原料 ｜ 百合 50 克，紫菀 10 克，猪肺 300 克，黄酒、盐、葱、姜、味精等调料适量。

用法 ｜ 先将猪肺洗净切块，紫菀切碎用纱布包好，一同放入锅中，放入各种调料及适量清水，用文火煮至烂熟，去掉紫菀后即可食用。

功效 ｜ 此方具有补肺润燥、祛痰止咳之功效，适用于肺气虚弱、咳嗽有痰以及慢性支气管炎等症。

13 ᠍ 芝麻乌梅汤

原料 ｜ 芝麻 120 克，冰糖 30 克，乌梅 15 克。

用法 ｜ 将乌梅用温开水泡 1 日，连汤入锅内，加洗净的芝麻及冰糖烧开，改用微火煮 20 分钟取汁服。

功效 ｜ 适用于干咳无痰。

14 ᠍ 百杏粥

原料 ｜ 鲜百合 50 克，杏仁 10 克，粳米 50 克，白糖适量。

用法 ｜ 杏仁去皮尖，打碎，与鲜百合、粳米共煮稀粥，加白糖调味温服。1 日两次。

功效 ｜ 润肺止咳、清心安神。

15 ⌒ 苏子粥

原料 | 苏子 20 克，粳米 100 克，冰糖适量。

用法 | 苏子捣碎如泥，加水煎成浓汁去渣，加粳米、冰糖煮成稀粥，趁热服食。一日两次。

功效 | 降气定喘，消痰润肺。

16 ⌒ 杏仁粥

原料 | 杏仁 15 克，白米 50 克。

用法 | 杏仁去皮尖，水研滤汁与白米煮粥食用。

功效 | 止咳定喘、通便润肠。

17 ⌒ 姜枣粥

原料 | 鲜姜 10 克，大枣 3 枚，糯米 150 克。

用法 | 鲜姜切为姜末，与大枣、糯米同煮粥食用。一日两次。

功效 | 散寒解表、化痰行水、补脾和胃、益气调营卫。

18 ⌒ 芡胡粥

原料 | 芡实 100 克，胡桃仁 20 克，大枣 20 个，粳米 200 克。

用法 | 芡实打碎，胡桃仁连皮研碎，大枣泡后去核、皮，与粳米煮粥。一日两次服食。

功效 | 益肾固精、补中益气、敛肺定喘。

19 ⌒ 车前粥

原料 | 新鲜车前叶 50 克，葱白 1 根，粳米 60 克。

用法 | 新鲜车前叶、葱白同粳米煮粥服食。

功效 | 清热明目、祛痰止咳。

20 姜汁北杏猪肺汤

原料 | 猪肺 250 克，北杏 10 克，姜汁 2 汤匙。

用法 | 将猪肺切块，挤洗干净，加北杏及清水煲汤，汤将好时冲入姜汁，食盐少放，调味。饮汤食猪肺。

功效 | 化痰止咳、补肺润燥，适用于老年人慢性支气管炎咳嗽，久咳不愈及肠燥便秘等症。

21 三子养亲汤

原料 | 苏子 6 克，白芥子 6 克，萝卜子 6 克。

用法 | ❶ 先将上三药用小火炒 3 ～ 5 分钟，后用干净的白纱布包好，用白线扎牢，再打碎。❷ 然后倒入瓦罐中，加冷水一小碗，小火煎 10 分钟，约剩下半小碗药汁时，滤出头汁。❸ 再加水大半碗，约煎至半碗药液时，滤出二汁，弃渣。❹ 每日两次，每次半小碗，饭后饮服。

功效 | 降气化痰、畅膈宽胸，对老年慢性气管炎有较好的调理效果。

22 霜冻茄秧

原料 | 经秋后霜打过的茄秧，在地里干枯后，茎叶呈棕色者采集 500 克。

用法 | 原料放入锅中，加水至将浸过，煮沸 1 小时，收取煎液，反复煎煮 3 次，收取 3 次煎液，再熬浓缩至 500 毫升，每日 100 ～ 150 毫升，分两次饭后服。

功效 | 消炎止咳，适用于老年慢性气管炎。

延展验方 | 前文的"芦根粥"、"黄芪粥"、"参附粥"、"人参粥"均可作为老年慢性支气管炎的调养饮食。

23 麦冬粥

原料 | 麦冬 30 克，粳米 100 克，冰糖适量。

用法 | 麦冬煎汤取汁，粳米煮半熟时，加入麦冬汁及适量冰糖，煮成稀粥。每天每晚各服食 1 次。

功效 | 退热除烦，润肺清心。

老年慢性支气管炎病人除用上述药膳调理外，平素在饮食上要避免吃各种带刺激性的食物，并要适当增加一些维生素C、维生素A、维生素D、维生素K和蛋白质。酒类尤其是烈性酒类，对慢性气管炎病人有害。

❶ 应戒烟。吸烟已经由无数的临床科学报告所证实，是对慢性气管炎极为有害的一种不良嗜好。吸烟可以引起慢性支气管炎，还可以引起肺癌和其他肺部疾病，所以，有肺和支气管病变的患者，必须禁止吸烟。

❷ 忌寒凉食物。慢性支气管炎患者，病程较长，大多脾、肺、肾的阳气不足，对寒凉食品反应较大。因为寒性凝滞，寒主吸引，过食寒凉食品可使气管痉挛，不利于分泌物的排泄，从而加重咳喘，使痰不易咳出。此外，寒凉食品损伤脾胃阳气，脾胃受寒则运化失职，导致痰浊内生，阻塞气道，喘咳加剧。所以，慢性支气管炎患者应少吃寒凉食物。

❸ 忌油炸以及辛辣刺激食物。油炸等油腻食品，不易消化，易生内热，煎熬津液，可助湿生痰、阻塞肺道，导致咳嗽、气喘加重。而辛辣食物如辣椒、洋葱、生蒜、胡椒粉等，吃后可助热生痰，并可刺

激支气管黏膜，使局部水肿，咳喘加重。因此，慢性支气管炎病人应忌食油炸及辛辣刺激食物。

❹忌食海腥食物。变态反应是慢性支气管炎的发病原因之一，而鱼、虾、蟹和禽蛋类、鲜奶或奶制品又是常见的过敏源，所以，慢性支气管炎患者应忌食这类食品。

（三）老年哮喘的调养汤、粥

哮、喘同属呼吸急促的疾病。哮以呼吸急促、喉间有哮鸣声为主症，是一种发作性痰鸣气急的疾患；喘则以呼吸迫促，甚则张口抬肩，不得平卧为特征，是一种以喘促、喘急为主证的疾病。哮必兼喘，一般通称"哮喘"，而喘则未必兼哮。哮症主要包括西医学的支气管哮喘和哮喘性支气管炎；喘证则包括哮喘性支气管炎、心脏性哮喘等多种疾病。

目前，调理老年哮喘的主要食疗方如下：

1 加味干姜粥

原料 | 干姜 3 ~ 5 克，茯苓 10 克，甘草 3 克，粳米 100 克。

用法 | 先煎干姜、茯苓、甘草，取汁、去渣，再与粳米同煮为稀粥。日分 2 次服。

功效 | 温肺散寒，化痰利窍，适用于寒哮。

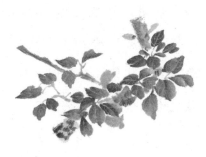

2 加味补虚正气粥

原料│炙黄芪 30 ~ 60 克，人参 3 ~ 5 克（或党参 15 ~ 30 克），淮山药 30 克，半夏 10 克，白糖少许，粳米 100 ~ 150 克。

用法│❶ 先将黄芪、人参（或党参）切成薄片，用冷水浸泡半小时，与半夏同入砂锅煎沸，后改用小火煎成浓汁，取汁后，再加冷水如上法煎取二汁，❷ 将一二煎汁合并，分两份于每日早晚同粳米、山药加水适量，同煮为粥。❸ 粥成后，入白糖少许。早晚餐空腹食用，3 ~ 5 日为 1 个疗程。间隔两三日可再服。

功效│健脾化痰，适用于脾虚致喘。

3 热厥汤

原料│新鲜地龙，大的 10 ~ 15 条或小的 20 ~ 30 条。

用法│先用水洗净，再置米泔水中淘洗片刻，磨汁，过滤取汁，早、中、晚口服或鼻饲 1 次。

功效│本汤方能熄风清热、通经活络、平喘利尿。适用于热盛动风、咳喘。

4 罗汉果煲猪肺

原料│罗汉果 1 个，猪肺 250 克。

用法│❶ 将猪肺切成小块，挤出泡沫，洗净，放入砂锅或瓦煲中，加水适量；❷ 将罗汉果切成薄片，放入盛有猪肺的锅中同煮，至肺片熟时即成。❸ 每日两次，空腹服食，病退为止。

功效│清热化痰、润肺止咳，适用于肺热咳嗽、痰热滞肺、咳痰不爽以及痰火扰心之失眠多梦等。

5 猪肺萝卜汤

原料｜萝卜100～200克，猪肺250克，杏仁10克，盐、味精各适量。

用法｜将萝卜洗净去皮切滚刀块，猪肺洗去血水切核桃大块，同放入锅内加水烧开打去沫，加姜末少许，改文火（不盖锅盖）煮至肺酥烂，加杏仁再烧开后起锅，晾温加盐、味精即可。

功效｜适用于久病咳喘。

6 淡豉葱白炖豆腐

原料｜淡豆豉12克，豆腐4块，葱白15克。

用法｜❶先将豆腐略煮，放入淡豉、葱白，煮汤1大碗。❷趁热饮汤，吃豆腐，盖被而卧，出微汗则风寒可解。

功效｜解表发汗、祛痰利尿、降逆平喘，适用于外感风寒的咳喘。

7 猪睾汤

原料｜猪睾。

用法｜取新鲜猪睾煮熟，连汤同服，每日两次，连服半月以上。

功效｜除寒热，止哮喘，适用于各型哮喘。

　　除用上述食疗方调理老年哮喘外，平素在饮食上要注意忌食海腥油腻品，所谓"鱼生火肉生痰，白菜豆腐保平安"，故平素要少食黄鱼、带鱼、虾、蟹和肥肉。新鲜蔬菜如大白菜、小白菜、菠菜、油菜、萝卜、胡萝卜、番茄等，不仅能补充多种维生素和无机盐，而且具有清痰、去火、利便等性能，宜多食之。

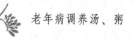

（四）老年肺炎的调养汤、粥

老年人肺炎是一种主要由细菌，少数为病毒所致的老年人常见肺部感染性疾病，大叶性肺炎较少，支气管肺炎较多，具有起病多数隐匿、并发症多、临床表现极不典型而多变、体征多位于肺底部等特点。其典型表现为怕冷、高热、咳嗽、气急、胸痛、咯痰或血痰；肺部叩诊浊音。

中医学认为，本病是年老肺气本虚、卫外不固、遇寒温失调、劳倦当风，或久卧伤气，则风热时邪乘虚而入，侵犯肺脏，亦有感受风寒，邪郁于肺而发者。常用的药膳疗法如下：

1 竹叶石膏汤

原料｜人参 3 克，麦冬 15 克，半夏 12 克，大枣 3 枚，炙甘草 6 克，石膏 30 克，竹叶 9 克。

用法｜诸药煎汤后去渣，一日 2 次。

功效｜益气养阴、消化痰热，适用于老年肺炎证见气阴两虚、挟痰挟热者，主要表现是：发热或低热流连、手足心热、神志倦怠、自汗、咳嗽、咯痰或干呕恶心、口干、舌红、脉细数。

2 发汗豉粥

原料｜豆豉 10 克，荆芥 10 克，麻黄 10 克，葛根 15 克，栀子 10 克，生石膏 30 克，葱白 7 茎（切），生姜 10 克（切），粳米 100 克。

用法｜先煎诸药，去渣取汁，后入米煮稀粥，空腹食。服后卧床温复，得微汗出为度。

功效｜祛风清热，适用于老年肺炎症见外感寒邪、内有蕴热而见恶寒、壮热、头痛、身痛、咳嗽痰稠、舌质红、脉浮数等。

3 大蒜糖浆

原料 | 大蒜 500 克，白糖 250 克。

用法 | 将紫皮独头大蒜、去粗皮，捣碎取汁，加入白糖，再加冷开水和匀，制成 500 毫升糖浆，每次服 20 毫升，一日 6 次。

功效 | 杀菌解毒消炎适用于败血症及肺炎。

4 芦根粥

原料 | 鲜芦根（取水芦嫩根肥白者）100 克，粳米 50 克。

用法 | 鲜芦根与粳米煮稀粥，不拘时服之。

功效 | 芦根甘寒，入肺、胃经，可清肺泻热、养阴生津。

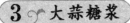

5 人参粥

原料 | 人参末 6 克（或党参末 30 克），生姜 5 片，粳米 100 克。

用法 | 以上原料同煮粥，每天服两三次。

功效 | 人参性平，味甘微苦，大补元气、生津安神、补神益肺；生姜暖胃温中。此方适于病后体虚自汗、食欲不振者。

禁忌 | 余热未清患者不用。

6 参附粥

原料 | 人参 5 ~ 10 克，附片 30 ~ 50 克，粳米 50 ~ 100 克。

用法 | 将人参、附片合煎 1 小时，取药汁与粳米煮成稀粥，缓缓喂服，或加用 1 小碗鸡汤，与药汁、粳米一并熬粥，继续将人参、附片煎取二汁，煎 1 小时以内，取浓汁再与粳米 50 克煮粥。

功效 | 益气固阳，扶正固脱，适用于老年肺炎之症见高热骤降、面色苍白、口唇青紫、呼吸急促、烦躁不安、大汗如雨、四肢厥冷者。

老年肺炎除用上述药膳调养外，平素在饮食上可加用糖、维生素（多种）的浓牛奶为主的流质饮食。肺炎病人高烧时常口渴多饮，所以，对于此类病人，可多用牛奶、糖果汁等富有营养素的饮料，一方面帮助病人解渴，另一方面抓紧时机补充营养，以补偿发烧的消耗和供给机体与疾病的需要。

（五）肺结核病的调养汤、粥

肺结核是由结核杆菌引起的肺部感染，临床分原发型肺结核、血行播散型肺结核、浸润型肺结核及慢性纤维空洞型肺结核与结核性胸膜炎5个类型。肺结核属于中医"肺痨"范畴。

肺结核病情轻者无明显症状，常在体检时被发现。部分患者有结核中毒症状如低热、乏力、盗汗、食欲缺乏、月经失调等，重症患者可有寒战、高热并可见咳嗽、咯血（咯血量不等）。有空洞形成合并感染时出现黏液脓性痰，及消瘦、衰弱、贫血、心悸、呼吸困难等。

调理肺结核较有效的膳食如下：

1 百合瘦肉汤

原料 | 百合60～100克，猪瘦肉200克，生姜、胡椒、葱头、盐各少许。

用法 | ❶ 先将百合用水浸泡，瘦肉切片加少许淀粉拌和。❷ 锅内加水少许，将百合放入锅内，加生姜、胡椒、葱头、食盐煮30分钟后再放入瘦肉片，肉片熟透即可食用。

功效 | 清火润肺、滋阴润燥、适用于肺结核、干咳咯血、低热不退等。

2 ⌒ 海参鸭羹

原料 ┃ 净鸭肉 250 克，发好海参 250 克，黄酒、盐各适量。

用法 ┃ 鸭肉冲洗干净，细切备用。海参冲洗干净，细切备用。鸭肉、海参放入锅中，加清水、黄酒、盐，小火煮做羹食。

功效 ┃ 本品有滋阴润肺，止咳止血功效。适用于虚劳咳嗽，咯血。

3 ⌒ 猪肺枸杞蛋花汤

原料 ┃ 猪肺 200 克，枸杞子 20 克，鸡蛋 1 个，盐少许。

用法 ┃ 猪肺切片，同枸杞子一起放锅中，加水烧开。待猪肺已熟时，打入鸡蛋，加盐即可。佐餐服食。

功效 ┃ 清热润肺，适用于阴阳两虚型肺痨患者。

4 ⌒ 白芨肺草汤

原料 ┃ 鲜白芨 50 克，鲜肺经草 50 克，猪肺 200 克，盐少许。

用法 ┃ 将鲜白芨，鲜肺经草洗净，放入砂锅内，加入猪肺煎煮，以猪肺熟为止，加少许盐，饮汤食肺，分两次服完。

功效 ┃ 润肺止咳、清热止血，适用于支气管扩张咯血、支气管炎、肺结核。

5 ⌒ 红丝线猪瘦肉汤

原料 ┃ 鲜红丝线 60 克（或干品用 30 克），猪瘦肉 200 克。

用法 ┃ 上两味加水煲汤，用食盐少许调味，饮汤食肉。

功效 ┃ 清肺热、止咳嗽，民间用以调理肺热咳嗽，肺结核咳嗽痰中带血等。

6 蔗汁淮山糊

原料｜淮山 60 克捣烂，甘蔗汁 150 毫升。

用法｜两种原料放在碗里，隔水炖熟服食。

功效｜补脾润肺、化痰止咳，民间用以调理慢性支气管炎久咳、肺结核咳嗽、脾虚久咳久喘等。

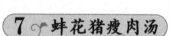

7 蚌花猪瘦肉汤

原料｜蚌花 30 克，猪瘦肉 150 克，盐少许。

用法｜上两味加清水适量煎汤，用食盐少许调味，饮汤食猪瘦肉。

功效｜清肺化痰、润燥止咳、凉血止血，民间常用以调理肺热燥咳，肺结核咳嗽痰中带血及颈淋巴腺炎、痔疮出血等。

8 虫草银耳汤

原料｜冬虫夏草 10 克，银耳 15 克，冰糖或白糖 30 克。

用法｜冬虫夏草洗净滤干，用干净白纱布和包好，白线扎牢，银耳清洗去杂，加冷水泡发，连同浸液倒入小砂锅内，虫草包和冰糖一起放入，用小火慢炖 2 到 3 小时，离火，取弃虫草包（纱布洗净，下次再用）。每日两次，每次 1 小碗，早晨空腹食，晚上临睡食。

功效｜这是肺结核病人甜食品中的一个营养方剂。此方能保肺益肾、补虚益脑、和血化痰，适用于肺结核虚劳咳嗽，常食有良好的疗养效果，对支气管扩张和肾结核患者也有益。

9　伊拉克蜜枣甘草汤

原料 | 伊拉克蜜枣 6～8 枚，生甘草 6 克。

用法 | 上两味加水 400 毫升煎至 200 毫升，去渣饮用。

功效 | 解毒润肺、止咳化痰，民间用以调理慢性支气管炎咳嗽，咽干喉痛及肺结核咳嗽等。

10　百合贝梨汤

原料 | 百合 200 克，贝母 20 克，雪梨 2 个。

用法 | 先将百合用水浸泡，贝母研末，雪梨去皮核，切小块，一同放入锅内加水适量煮至雪梨烂熟，加白糖适量调味与贝母粉拌匀即可食用。

功效 | 清心、除烦、润肺、止咳、平喘、化痰，适用于肺痨久嗽、咳痰带血、热病余热未消、虚烦惊悸、脚气浮肿以及慢性支气管炎等。

11　蚕豆荚汤

原料 | 鲜蚕豆荚 250 克。

用法 | 用鲜蚕豆荚煎水服，每日一剂。

功效 | 可止血，适用于肺结核咯血。

12　清炖虫草鸭

原料 | 老公鸭 1 只，冬虫夏草 15 克，葱、姜、黄酒、盐各少许。

用法 | 老公鸭治净，焯烫控水，将冬虫夏草放入鸭腹腔内。鸭放入锅内，加水烧开，去浮沫，放入葱、姜、黄酒各少许，改文火炖至鸭酥烂，加精盐调味，吃肉喝汤。

功效 | 补肾益精，益肺、平喘、止咳，适用于肺结核阴虚咳嗽，肾虚夜尿多。

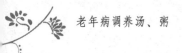13 白芨蛋羹

原料 白芨 3 克，鸡蛋 1 个，盐适量。

用法 将鸡蛋磕开倒入碗内，加白芨粉、盐（少许）及水（适量）搅打均匀，上锅蒸熟即可。每晨食 1 次。

功效 滋阴润燥、止血，适用于肺结核痰中带血。

除用上述调理方调理肺结核病外，肺结核病患者在饮食上总的原则就是给予高蛋白、高维生素、高纤维素、高热量、低脂肪饮食。肺结核的发病大多是中老年人及女性，而这样年龄的人身体都比较虚，胃肠功能较差，再加上此病本身是一种慢性消耗性疾病，患者长期低热，所以饮食必须以滋补及有营养易消化的食物为主。

具体说就是多吃小米、小麦、豆类、玉米以及各种新鲜蔬菜和干鲜果品如百合、银耳、桂圆、胡桃、栗子、大枣、白果、西瓜、橘子、苹果、梨、黄瓜、白菜、藕等；各种高蛋白食品如鸡、瘦猪肉、瘦牛肉、蛋类以及各种海鱼、虾等。尤其是以下食物：

❶ 百合，有清热润肺、宁心安神的功效，用于此病的咳嗽、咯血等最为适宜，如果与粳米煮粥，是一种相当好的食疗。

❷ 银耳，有滋阴润肺、养胃生津、益气活血、健脑强心等功效，可调理肺热干咳、痰中带血等，如果与大枣、粳米同煮成粥，可健脾和中、培土生金，是此病咯血的最佳食品。

❸ 鲜藕，有凉血止血、祛瘀生新的功效，如与鲜茅根、生山药同煮作茶饮，对此病的调理效果也颇为理想。

结核病患者忌口非常重要，特别是在使用抗痨药物期间。以下食

物尤应注意：

❶菠菜中含有大量草酸，草酸进入人体内可与钙元素结合生成不溶性草酸钙，使人体无法吸收钙质，进而造成体内缺乏导致结核病灶不易钙化，所以要忌食。

❷菠萝中含有蛋白水解酶，可以使肺部病灶的纤维组织溶解，进而使病灶扩散而吐血，所以也要忌食。

❸茄子。吃茄子易发生过敏反应，出现颜面潮红、皮肤瘙痒、烦躁、全身红斑、恶心、呕吐，甚至血压下降、胸痛等，所以要忌食。

❹牛奶，因为牛奶可以降低上述药物的吸收率而影响疗效。

❺鱼，尤其是无鳞鱼或不新鲜的鱼。因为鱼类食物含大量组氨酸，组氨酸在人体肝脏内能转化成组织胺，再由单胺氧化酶予以氧化灭活，而抗痨药异烟肼可抑制人体组织内的单胺氧化酶，从而造成组织胺在人体内大量蓄积，使人产生过敏反应，轻者头痛、恶心、皮肤潮红瘙痒、眼睛充血，重者出现心悸、口唇及面部麻胀、皮疹、腹痛、腹泻、呼吸困难等，所以应忌食鱼类。

❻酒、茶、豆浆等在服用利福平期间也不宜同食。对油炸、油腻和辛辣刺激性食物等，最好也与之"拜拜"。

（六）慢性胃炎的调养汤、粥

慢性胃炎，是指多种原因所致的胃黏膜的慢性炎性疾病。主要症状是上腹部胀闷不舒或疼痛，兼伴食欲不振、嗳气、恶心等表现。年龄越大，发病越多。中医学认为本病的发生主要原因有以下三点：一是嗜食辛辣，饮酒过度，脾胃受损；二为长年服药，误中药毒，胃伤不复：三是情志不和肝气犯胃。

常用的调理食疗方如下：

1 砂仁肚条汤

原料｜砂仁末 10 克，猪肚 250 克，胡椒粉、猪油、盐各适量。

用法｜❶猪肚洗净，入沸水氽透捞出，刮去内膜，锅内加骨头汤、葱、姜、花椒各适量，放入猪肚，沸后以文火煮至猪肚熟，撇去血泡、浮沫。❷捞出猪肚晾凉切片，再以原汤 500 克烧沸后，放肚片、砂仁末、盐及胡椒粉、猪油、味精调味即可。

功效｜补益脾胃、理气和中，适用于慢性胃炎。

2 肉豆蔻粥

原料｜肉豆蔻末 1.5~3 克，大米 30 ～ 60 克，生姜 2 片。

用法｜将大米煮粥，煮沸 10 分钟左右，加入肉豆蔻末及生姜，同煮至粥成。每日空腹温服一两次。

功能｜温胃散寒、理气止痛，适用于寒季犯胃所致慢性胃炎的胃凉暴痛，畏寒喜暖。

3 粳米炭粉

原料｜粳米 100 克，生姜 9 克。

用法｜❶将粳米用水浸泡后，用麻纸 5 ～ 6 层包好，烧成炭，研成细末。❷用生姜煎水，冲服粳米炭粉末 6 ～ 9 克，早晚各 1 次，服药后 1 周内以流食为主。

功效｜补中和胃，适用于慢性胃炎。

禁忌｜忌吃生冷油腻等食物。

4 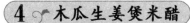 木瓜生姜煲米醋

原料 │ 木瓜 500 克，生姜 30 克，米醋 500 克。

用法 │ 用瓦煲煲好后，分次吃，以利于吸收。

功效 │ 健胃消食，适用于慢性胃炎。

5 胡萝卜淮山内金汤

原料 │ 胡萝卜 250 克，淮山药 20 ～ 30 克，内金 1 (1 ～ 15 克，红糖少许。

用法 │ 将胡萝卜、山药洗净切块后，与内金加水同煮，30 分钟后，加红糖调溶饮服。

功效 │ 健脾消食，适用于慢性胃炎属脾胃气虚之纳差、消化不良等。

6 茴香粥

原料 │ 小茴香 10 ～ 15 克，粳米 30 ～ 60 克。

用法 │ 先煎小茴香取汁，入粳米煮为粥。或用小茴香 3 ～ 5 克研为细末，调入粥中煮食。

功效 │ 理气祛瘀止痛，适用于慢性胃炎之证属气滞血瘀者。

7 饴糖羹

原料 │ 饴糖 1 或 2 汤匙。

用法 │ 用温开水冲化服用。

功效 │ 适用于脾胃气虚所致的胃脘胀痛，现多用于慢性胃炎等病。

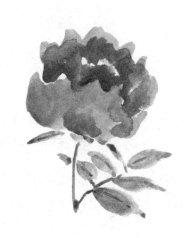

8 鸭肫蛤干萝卜汤

原料 | 鸭肫 500 克,蛤干 60 克,白萝卜 1000 克,盐、黄酒适量。

用法 | ❶ 鸭肫剖开,留内皮,用冷水初洗后用细盐、醋分别反复擦洗,再用冷水洗净,每只鸭肫切成 4 块。❷ 蛤干先用冷水洗净,再用温水一大碗浸泡半小时。❸ 萝卜洗净,刮皮,切成滚刀块。❹ 油锅烧热油后倒入鸭肫块,翻炒 3 分钟,加黄酒炒出香味,盛起。❺ 将鸭肫、蛤干连同浸液倒入砂锅内,再加水 4 到 5 大碗,旺火烧开后改用小火慢煨 90 分钟,加黄酒、盐,最后倒入萝卜块,继续慢煨 1 小时,离火。佐餐食用。

功效 | 开胃、健脾消食、清热利湿,适用于胃火旺、口渴、尿黄的慢性胃炎患者,在症状稳定期食之甚宜。

慢性胃炎除用上述药膳调理外,平素在饮食上应注意补给富含蛋白质、维生素的食物,同时应使饭菜细软,少量多餐,并多给些补血食品,如动物内脏、猪血、蛋类以及有色的新鲜蔬菜等,以预防贫血。如患者出现胃酸过少症状、除服用相应的药物外,在饮食上可多吃些酸性水果、酸牛奶,或以醋作调味品,用肉汤或浓缩肉汁来增加食欲,以促进胃液分泌。

饮食上要注意以下几点:

❶忌饮食无规律。胃炎患者在饮食上应以清淡、对胃黏膜刺激小的食物为主,但并非清淡饮食就能缓解病人的症状。应以饮食规律,勿过饥过饱,少食多餐为原则。尤其是年老体弱胃肠功能减退者,每日以四五餐为佳,每次以六七成饱为好。食物中注意糖、脂肪、蛋白

质的比例，注意维生素等身体必需营养素的含量。

❷忌烟酒辛辣刺激食物。乙醇能溶解胃黏膜上皮的脂蛋白层，对胃黏膜有较大的损害，人们在吸烟时，烟雾中的有害物质，溶解并附着在口腔、咽喉部，随吞咽进入胃内，这些有害物质对胃黏膜也有很大损害。因此，急、慢性胃炎患者，一定要戒除烟酒，以免加重病情，甚至造成恶性病变。辣椒、芥末、胡椒、浓茶、咖啡、可可等食品或饮料，对胃黏膜有刺激作用，能使黏膜充血，加重炎症，也应戒除。

❸忌过凉、热、硬食物。过凉的食物和饮料，食入后可以导致胃痉挛，胃内黏膜血管收缩，不利于炎症消退；过热的食品和饮料，食入后会直接烫伤或刺激胃内黏膜。胃炎病人的食物应软硬适度，过于坚硬粗糙的食品、粗纤维的蔬菜、用油煎炸或烧烤的食品，食用后可加重胃的机械消化负担，使胃黏膜受到摩擦而损伤，加重黏膜的炎性病变。

❹忌不洁饮食。胃炎患者要特别注意饮食卫生，尤其是夏季，生吃瓜果要洗净，不要吃变质食品。因为被污染变质的食品中含有大量的细菌和毒素，对胃黏膜有直接破坏作用。放在冰箱内的食物，一定要烧熟煮透后再吃。

（七）溃疡病的调养汤、粥

溃疡病，主要是指胃和十二指肠的内壁受到胃酸的腐蚀而破溃所引起的疾病。此病以中老年患者为最多，究其原因，是因为中年时工作、学习、生活负担较重，精神情绪极易紧张，再加上饮食条件等原

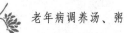

因，故容易诱发溃疡病。

适用于溃疡病的汤膳主要如下：

1 旱莲草红枣汤

原料 | 鲜旱莲草 50 克，红枣 8 枚。

用法 | 将旱莲草与红枣加适量水煎服，每日分两次。

功效 | 补肝肾、滋阴血、止血，适用于胃、十二指肠溃疡出血，失血性贫血等症，有较好的辅助治疗作用。

2 金橘根炖猪肚

原料 | 金橘根 30 克，猪肚 150 克，盐等调料适量。

用法 | 将盆栽的金橘取其根洗净，猪肚切成条块，加清水以文火炖煮至汤少汁浓，以食盐及调料下入，饮汤食猪肚。

功效 | 健脾开胃，行气止痛，适用于胃溃疡及十二指肠溃疡。

3 温补行气汤

原料 | 党参、白芷、茯苓、白芍、白术、山药各 9 克，干姜 4.5 克，木香 8 克，荜茇、炙甘草各 6 克。

用法 | 水煎服。

功效 | 能行气温中，适用于消化性溃疡。

4 芪芍汤

原料 | 黄芪、白芍各 15 克，桂枝 7 克，泽泻、炙甘草、当归各 9 克，川芎 6 克，云苓、蒲公英、乌梅各 12 克，煅牡蛎 24 克，大枣 5 枚。

用法 | 水煎服。

功效 | 功能益气利湿，和血、敛疮，适用于胃及十二指肠溃疡病。

5 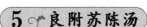 良附苏陈汤

原料 | 香橼皮、炒川楝子、良姜、香附、煅瓦楞子、苏梗各 10 克，陈皮、佛手、延胡索、马尾连各 5 克。

用法 | 水煎服，每日一剂，日服两次。

功能 | 温中散寒，宜通阳气，适用于寒邪犯胃，胃阳被遏，胃失和降。

6 三七藕汁鸡蛋汤

原料 | 鲜藕汁 100 毫升，三七粉 5 克，生鸡蛋 1 个。

用法 | 将藕汁加水适量，煮沸。加入三七粉与生鸡蛋，调匀，制成汤，可加少量盐和油，佐餐，每日两次：

功效 | 本汤养阴益胃，适用于阳虚所致的溃疡病。

7 术干桂苓汤

原料 | 白术 12 克，干姜 10 克，茯苓 9 克，半夏、陈皮、桂枝、枳实各 6 克。

用法 | 水煎服，每日一剂，分两次服。

功效 | 本汤温饮化痰，适用于痰湿内阻所致的溃疡病。

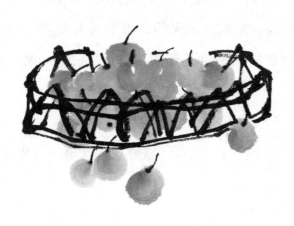

溃疡病的病灶位于消化道的表层，时刻都受着胃液和食物的影响，合理的饮食可以促进溃疡面的愈合，减轻疼痛，预防复发。

❶ 饮食要规律。饮食应定时定量，切忌暴饮暴食。因为过饱和进过多油腻食物，可增加胃肠负担，不易消化。若吃得过少，则降低了食物中和胃酸的作用，同样会延长溃疡病的愈合。

❷ 细嚼慢咽。把食物咀嚼成细浆，可以减轻胃壁的磨碎运动。另外食物在咀嚼过程中，唾液中的淀粉酶被掺拌到食物中去，可以进一步帮助食物在胃中消化。因此，狼吞虎咽，不如细嚼慢咽。

❸ 少食多餐。少量多餐可以避免胃体扩张，减轻胃蠕动。根据病人消化能力和条件允许，每天进食五六次，分别在上午9时下午3、4时，晚上8、9时加餐为宜。

❹ 少渣少刺激。多渣食物在胃内不易消化，刺激性食物会刺激胃黏膜和溃疡面，均会有造成溃疡复发、加重和出血的可能。

❺ 维生素A能有效帮助消化性溃疡症状的复原，食物有胡萝卜、绿色花椰菜、木瓜、鱼肝油等；B族维生素可增强胃壁黏膜修复能力，食物有豌豆、菠菜、核桃、香蕉、甘蓝菜、鱼、蛋等。维生素E能降低胃及止痛，以减轻胃肠负担，食物有莴苣、菠菜、黄豆、花生、小麦胚芽油、豆油、奶油、乳酪等；维生素K可帮助胃肠修补，有利于病情改善，食物有绿色花椰菜、蛋黄、肝、小麦、黑麦、红花子油等。

❻ 禁食易产气、产酸的食物，如生葱、生蒜、生萝卜、蒜苗、洋葱以及易产酸的食物，如地瓜、凉粉、马铃薯、过甜的点心及糖醋食品等。

❼禁食大量冷饮、凉拌菜、坚硬的食物，如腊肉、火腿、香肠、蚌肉等。

❽忌饮浓茶、浓咖啡及过热和粗糙的食物。

❾饮食防治上，可采用蜂蜜疗法。将蜂蜜隔水蒸熟后，于饭前空腹服用，每日100毫升，分3次服；或用牛奶250毫升，煮开后调入蜂蜜50克，白芨6克，调匀后饮用。这些均有养阴益胃之功效。

（八）慢性肝炎的调养汤、粥

慢性肝炎，是指急性肝炎在经过6个月后，仍有临床症状和肝功能障碍者。主要表现为食欲不振、疲乏无力，或上腹不适；严重者消瘦、面色灰暗、黄疸等，肝功能明显异常，特别是谷丙转氨酶升高。中医学认为，急性肝炎迁延不愈，湿热流连，肝病传脾，气滞血瘀成为慢性肝炎，当属"阴黄"，"积聚"、"胁痛"等范畴，治以疏肝、健脾、和胃、活血化瘀为主。

常用的调理食疗方如下：

1 灵芝女贞丹参汤

原料｜灵芝10～32克，女贞子15克，丹参、内金各9克。

用法｜共水煎一小时取汁，再煎取汁一次。早晚温服，日一剂。

功效｜补肝肾、和血、助消化，适用于肝肾不足，慢性肝炎胁肋隐痛、劳则痛甚、食少等。

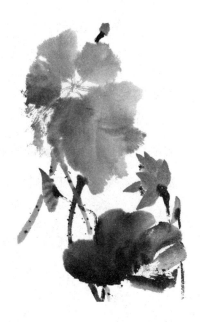

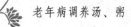

2 淮山圆肉炖水鱼

原料 | 淮山、圆肉各 15 ~ 25 克，水鱼 1 只（即甲鱼）。

用法 | 先用热水烫水鱼，使其排尿后切开洗净去肠脏，然后将水鱼肉与壳一起连同淮山、圆肉放炖盅内，加水适量，隔水炖熟服用。

功效 | 滋阴补阳，适用于慢性肝炎之症见气血不足者。

3 蘑菇猪瘦肉汤

原料 | 鲜蘑菇 100 克，猪瘦肉 100 克。

用法 | 加水适量煲汤，用食盐少许调味，佐膳。

功效 | 滋阴润燥、健胃补脾，对白细胞减少症、慢性肝炎等疾患有良好的辅助治疗作用。

4 丹参黄豆汁

原料 | 丹参 50 克，黄豆 1000 克，蜂蜜 25 克，冰糖 5 克，黄酒 1/4 匙。

用法 | ❶ 黄豆洗净，去杂质，冷水浸泡 1 小时，捞出，倒锅内，加水 5 ~ 6 碗，旺火烧开，加黄酒，小火煮 3 小时，至黄豆烧烂，剩下浓汁一碗半时离火，豆汁滤出。❷ 丹参洗净，倒瓦罐内，冷水浸泡一小时，水量以浸没为度，中火烧开，小火煎半小时，剩下药液一大碗时，滤出头汁，再加水两碗，煎半小时剩下半碗药液时滤出。❸ 将两次煎汁混合，把黄豆汁、丹参汁一起倒入瓷盆内，加蜂蜜、冰糖、加盖，隔水蒸 2 小时，离火，冷却，装瓶，盖紧。每日两次，每次 1 匙，饭后 1 小时服食。

功效 | 补心气、缓肝气、通血脉、破瘀血、利大肠、消水肿，适用于动脉粥样硬化和慢性肝炎等病症。

5 黑鱼黑豆汤

原料 黑鱼 1 条（重约 1000 克），黑豆 500 克，甘草 20 克，黄酒、白糖适量。

用法 ❶黑鱼活杀治净，留肝，切块；黑豆除去杂质，洗净，倒入大砂锅内，加冷水浸约半小时。❷先用旺火将黑豆汤烧开，再改用小火煮 1 小时，倒入黑鱼块，加甘草，黄酒，白糖继续慢煨 2 小时，至鱼、豆均酥烂时，离火（如水不足，可中途加水）。每日食用两次，每次 1 小碗。空腹当点心吃，食时弃甘草渣。分五六日吃完。

功效 健脾胃、益五脏、补肾养肝、消肿毒，有利于肝细胞的新陈代谢，消腹水的功能亦较好，适用于迁延性肝炎。

6 归参炖母鸡

原料 当归、生姜、大葱各 10 克，党参 30 克，黄酒 20 克，母鸡 1 只，黄酒、葱、姜、盐各适量。

用法 ❶选 1500 克以上的老母鸡 1 只，宰杀后去毛和内脏，洗净。❷将党参、当归放入鸡腹内，置砂锅中，加入葱、姜、黄酒、盐和适量清水置武火上煮沸，改用文火煨炖，直至鸡肉扒烂即成。❸去药渣，空腹少吃多餐，吃肉喝汤。

功效 健脾柔肝、养血和血，适用于肝脾血虚证、慢性肝炎、面色萎黄、食欲缺乏、胁肋疼痛、失眠多梦、爪甲枯萎者。

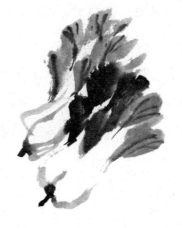

7 番茄肉片汤

原料 | 番茄 4 个，猪腿肉 100 克，盐、黄酒、味精、淀粉、香葱各适量。

用法 | ❶ 番茄洗净，切成厚片；猪肉洗净，切成薄片，加盐、黄酒、淀粉拌匀。❷ 起油锅，放油，用中火烧热油后倒入番茄，炒 2 分钟后，随即加入水、盐煮沸，将肉片倒入，再烧沸至肉熟，加味精、香葱食用。

功效 | 生津液、通血脉、养肝脾、助消化，适用于慢性肝、胆病。

8 甲鱼山药圆肉汤

原料 | 淮山、圆肉（桂圆肉）各 15 ~ 25 克，净甲鱼 1 只，姜、盐各适量。

用法 | 甲鱼剁块，用沸水烫煮水鱼去腥，然后将水鱼肉与壳一起，连同淮山、圆肉放炖盅内，加水适量，隔水炖熟服用。

功效 | 滋阴补阳，适用于慢性肝炎之症见气血不足者。

慢性肝炎除用上述药膳调理外，平素在饮食上应忌食辛辣刺激性食物，如尖头辣椒、胡椒、韭菜、大蒜头等，在腹部胀气时，对红薯、马铃薯亦少食。此外，油脂类、食盐和腌制品肉食等最好少吃一点。白酒、香烟更应绝对禁止。慢性肝炎的饮食，在原则上蛋白质要稍高，脂肪要稍低，糖量要充足，维生素应丰富。选用食物要新鲜，不喝浓鸡汤、浓肉汤和对肝有毒性的东西，还要注意不吃发霉花生及发霉玉米等易使肝脏癌变的食物。总之，要以最大限度来减轻代谢负担，以便达到保护肝脏的目的。

肝病患者因为没胃口或经常呕吐、腹泻等原因，往往回避吃饭。传统的肝病食谱也会限制患者摄入蛋白质、要求以蔬菜为主，患者的身体非常虚弱。韩国的营养学家提出，肝病患者更需要摄入充足的营养，适当地吃些肉类。

肝炎、肝硬化、肝癌等慢性肝病患者储藏或代谢营养素的功能低下，与普通人相比更容易缺乏必需的营养素。

慢性肝病患者与健康人相比，蛋白质缺乏23%~37%，脂肪缺乏6%~40%。肝病患者的热量消耗远远多于正常人，这是因为肝细胞受到破坏，肝部炎症、肝细胞再生等都需要消耗很多的能量。

根据肝病种类的不同，营养管理的方法也不同。除患脂肪肝的人可以采取减少热量摄取、增加运动的方法外，肝炎患者和肝硬化患者就需要采用以蛋白质为主的食谱了。

另外，为了摄取碳水化合物，应当适当吃些米饭、面条、面包、马铃薯、红薯等。除了多吃些肉类获取动物蛋白之外，也要多吃豆制品，获取大豆蛋白，这将有助于获得细胞再生所必需的蛋白质。

（九）肝硬化的调养汤、粥

肝硬化是慢性弥漫性肝脏病变，可由多种疾病所引起。由于种种原因，肝细胞破坏后得不到修复，形成脂肪浸润和纤维组织增生，造成肝硬化。早期表现与慢性肝炎相似，此时若不注意治疗调养，可发展到肝脾肿大、腹水，甚或呕血、昏迷等。

常用以调理肝硬化的食疗方如下：

1 鳖肉补肾汤

原料｜甲鱼1只（约800克），枸杞子、淮山药各30克，女贞子、熟地各15克，黄酒、盐、葱段、姜片、猪油、鸡汤各适量。

用法｜❶ 将甲鱼宰杀，去内脏，放入热水中浸泡，去皮膜，去背壳，斩为6块，下沸水锅焯去血水，捞出洗净。❷ 将枸杞子、淮山药、女贞子、熟地分别去杂洗净。❸ 锅中注入鸡汤，加入甲鱼块、药物、黄酒、盐、葱、姜，煮至鳖肉熟烂，拣去葱、姜，淋上猪油即成。

功效｜增强体质、调补精血，固肾，适用于肝肾不足，精血亏虚，体质不强，及其他慢性消耗性疾病的患者。也是慢性肝炎、肝硬化、肺结核等病的良好调理食谱。

2 莲子百合麦冬汤

原料｜莲子、百合各30克，麦冬12克，冰糖适量。

用法｜❶ 将百合洗净；莲子、麦冬提前1小时冷水浸泡，莲子去心。❷ 将麦冬煮汤，煎汁1碗，去渣，将莲子及百合放入锅中文火煮，再放入适量冰糖稍炖即成。❸ 温热食之，1日内饮完，2周为1个疗程。

功效｜清热止血、生津润燥，适用于肝硬化病人出现夜眠出汗、低热、吐血、大便不通且干等。

3 橄榄萝卜粥

原料｜橄榄肉100克，白萝卜30克，粳米20克，白糖5克。

用法｜先将橄榄肉、白萝卜切细粒状，粳米放入开水锅内煮沸，再加入橄榄肉、萝卜和白糖，用小火熬成粥，每日早、晚各1次。5～7天为1个疗程。

功效｜清热解毒、消食除胀，适用于肝硬化食欲不佳、腹胀满、水肿腹水之患者。

4 ⌒ 红枣花生汤

原料 | 红枣、花生、冰糖各 30 克。

用法 | 先水煎花生，后下红枣、冰糖，再煎至枣熟即成。每日 1 剂，花生、枣连汤吃下，30 日为 1 个疗程。

功效 | 养肝、降转氨酶。适用于急、慢性肝炎，肝硬化、血清转氨酶高者。

5 ⌒ 荠菜冬笋汤

原料 | 净熟冬笋 200 克，荠菜 100 克，熟胡萝卜 20 克。精盐、味精、鸡汤各适量。

用法 | ❶ 净熟冬笋切成劈柴状；荠菜择洗干净用开水氽一下，捞出放进冷水里冲凉后，挤出水分，切成粗末；熟胡萝卜切成末待用。❷ 锅内放油烧热，投入冬笋块略煸，加入鸡汤、精盐、味精，烧开后放入荠菜，开锅后放进胡萝卜末和水，烧沸后即可装盆。

功效 | 益气、消痰、消热利水、消热解毒，适用于肾炎水肿、肝硬化腹水，以及吐血、便血、崩漏、高血压等症。

6 ⌒ 鲤鱼赤豆汤

原料 | 鲤鱼 500 克，赤豆 50 克。

用法 | 将鲤鱼去鳞、鳃及内脏洗净切块，赤豆先用水泡后放入锅内煮至七成熟时再放入鲤鱼块，同煮至烂熟，不加任何调料，每日早晚空腹服食。

功效 | 适用于肝硬化伴水肿或腹水，慢性肾炎水肿等症。

7 鲫鱼商陆汤

原料｜鲫鱼3条（约300克），商陆15克，赤豆100克，米醋适量。

用法｜将鲫鱼剖肚，去内脏，洗净；赤豆、商陆拌匀，填入鱼腹内，加适量的水，煮汤，去药渣。喝鱼汤时放点醋即可，鱼肉亦宜食。

功效｜疏脾逐水，适用于脾虚水肿较重或有腹水者。

禁忌｜忌盐，水肿轻者不宜服用。

8 人参山药粥

原料｜人参3克，山药30克，粳米30克，冰糖适量。

用法｜将人参研成末，与山药、粳米同放入锅内，加水适量，以文火煮成稀粥，加入冰糖，化之即成。1日内服完，连用7天为1个疗程。

功效｜大补元气、生津止渴，适用于肝硬化晚期尚能进食的患者。

　　肝硬化患者也应当采取和肝炎患者类似的管理方法，只不过肝硬化患者不能将蛋白质在被消化的时候产生的氨解毒为有用的元素，对大脑细胞产生影响，引起昏睡。所以最好不要吃能产生大量氨的奶酪、腊肉、汉堡和切碎的肉类。

　　瘦肉、鱼类含有对肝硬化患者有益的"支链氨基酸"，这会直接成为肌肉的热量供给源，促进肝内必要的蛋白质合成。肝硬化患者出现腹腔积水或浮肿的话，应当将饮水量限制在1升以下，吃清淡食物，减少蛋白质摄取量。此时，不足的蛋白质可以通过支链氨基酸制剂来补充。

　　平素饮食调养对肝硬化者尤为重要。请注意：

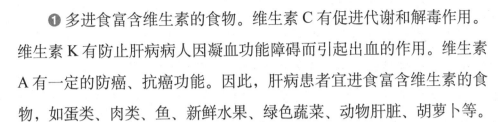

❶多进食富含维生素的食物。维生素 C 有促进代谢和解毒作用。维生素 K 有防止肝病病人因凝血功能障碍而引起出血的作用。维生素 A 有一定的防癌、抗癌功能。因此，肝病患者宜进食富含维生素的食物，如蛋类、肉类、鱼、新鲜水果、绿色蔬菜、动物肝脏、胡萝卜等。

❷防止各种药食毒物摄入。肝脏被喻为人体最大的"化工厂"，它几乎参与体内的一切代谢过程，从食物的消化吸收到代谢废物的解毒排泄，肝脏都起着重要作用。肝病病人肝脏的解毒功能减退，因此在饮食方面要特别注意，不食过期及变质食物，尤其不能饮酒。需要强调的是，酒精可直接杀伤肝细胞，引发酒精性肝病，从而加重病情，甚至因此危及生命。

❸有腹水者要限制水、钠摄入，日进水量 1000 毫升左右，盐 3 克以内。

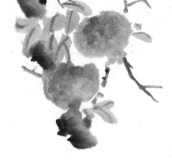

（十）急性肾小球肾炎的调养汤、粥

本病亦称"急性肾炎"，临床以起病急、水肿、血尿及高血压为特点，发病前常有急性上呼吸道感染或中耳炎、化脓性皮肤病等，

常用于急性肾小球肾炎的汤膳如下：

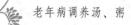 **1. 葱白灯心丝瓜汤**

原料｜鲜灯心草50克（无鲜草可用灯心球5扎），葱白3根，鲜丝瓜150～200克。

用法｜洗净切成小块，加水适量水煎，去渣饮汤，每日分两三次饮完（膀胱炎、尿道炎者可加食盐少许调味，肾炎水肿者则不加盐淡饮）。

功效｜清热解毒、利水消肿，适用于膀胱炎、尿道炎、急性肾炎水肿等症。

2. 鲤鱼薏米汤

原料｜鲤鱼200克（切片）、薏苡仁50克、冬瓜皮100克。

用法｜同放入锅内加水适量，煎煮至烂熟，食肉饮汤。

功效｜此方具有健脾消肿之功效，适用于肾虚水肿、急慢性肾炎以及肾虚而致的腰膝酸软、阳痿、遗精。

3. 冬瓜赤豆黑鱼汤

原料｜净黑鱼1条（约200克），冬瓜100克，赤豆60克，葱白5段。

用法｜所有材料加水适量，不加盐，煮汤。吃鱼，喝汤。

功效｜补肾健身、利尿，适用于肾炎。

4. 白菜薏米汤

原料｜白菜500克，薏苡仁30克。

用法｜共煮汤，不放盐或低盐，饮汤食菜。

功效｜健脾祛湿、清热利尿作用，适用于急性肾炎之水肿尿少者。

注意事项｜慢性肾炎脾肾虚寒者宜少用。

5　藕节汤

原料 | 藕节 150 克，水 500 毫升。

用法 | 将藕节反复清洗干净，用文火煮 20 分钟。代茶饮用。

功效 | 化瘀止血，肾炎有血尿者可连续服用。

6　清炖黄姑鱼

原料 | 黄姑鱼 2 条（约重 1000 克），黄酒、精盐、白糖、姜片、葱段、猪油各适量。

用法 | ❶ 将黄姑鱼去鳞、鳃、内脏，冲洗干净，放沸水锅微焯一下捞出。❷ 坐锅，放入猪油烧至六成热，放入姜、葱炒香。放入鱼，烹上黄酒后，注入清水，放入盐、糖。❸ 武火烧沸后，改为文火，炖至鱼肉熟透即成。

功效 | 利尿消肿、补肾，适用于急慢性肾炎病人食用，常食有利于对肾炎、水肿。

得了肾病的人，常被医生告诫，要严格按照低盐、低蛋白的要求进食。这是因为肾病患者常发生肾功能不全，造成蛋白质代谢产物排泄障碍。所以，蛋白质摄入量必须和肾脏的排泄能力相适应，以减轻肾脏负担。

尤其需注意的是，肾病患者要限制豆腐、豆制品等植物蛋白的摄入，因为它们会增加肾脏负担，加重肾功能恶化。然而，蛋白质在人体健康中起着重要的作用，为了保证营养和机体的需要，病人必须适量摄入优质蛋白，如牛奶、鸡蛋、瘦肉等。特别是每天喝一袋（250毫升）牛奶是必不可少的。

（十一）慢性肾小球肾炎的调养汤、粥

慢性肾小球、球肾炎简称慢性肾炎，是由多种病因引起、具有不同病理改变、原发于肾小球的一组免疫性炎症性疾病，其多数病例并非由慢性肾炎迁延而来。本病临床特点为病程长（超过1年），多为缓慢进行性，尿常规检查有程度不等的蛋白尿、血尿及管型尿，多数有不同程度的高血压及肾功能损害。

祖国传统医学认为，慢性肾小球肾炎属于中医学"水肿"、"虚劳"、"腰痛"、"尿血"等病证的范畴。

目前，常用以调理慢性肾炎的食疗方如下：

1. 黄芪糯稻根须汤

原料｜黄芪15克，糯稻根须干品50克。

用法｜❶ 新鲜糯稻根须洗净，与黄芪一起入小锅中煎汤，头煎加水1000毫升，煎至200毫升，滤出汤汁；二煎加水500毫升煎至200毫升，滤出。❷ 合并2次煎液，每日分两次服，每次200毫升。也可代茶慢慢饮服，3个月为一疗程。

功效｜补气利尿，适用于慢性肾炎，但需持续饮服。尤适用于气虚所致慢性肾炎，症为轻度水肿、面色萎黄、少气乏力、腰脊酸痛、容易感冒、舌淡苔白润、脉沉细。

2. 野鸭大蒜汤

原料｜野鸭1只，大蒜50克。

用法｜将野鸭去毛开膛取出内脏洗净，大蒜剥皮填于鸭腹内，煮熟。食肉饮汤。两日食1只，连服数次。

功效｜补中益气、宣窍通闭，适用于慢性肾炎。

3 北芪淮山煲龟板

原料 | 黄芪（北芪）、淮山药、炙龟甲各30克。

用法 | 先将炙龟板煎1~2小时，然后加入北芪、淮山药同熬，去渣饮汤。

功效 | 强壮补气、益脾胃、滋肾阴，适用于慢性肾炎、脾肾不足及小便有尿蛋白者。

注意事项 | 对于急性肾炎及外感未解者不适用。

4 花生蚕豆汤

原料 | 花生米120克，蚕豆200克，红糖50克，

用法 | 锅内加水适量，微火煮，水呈棕红色、蚕豆煮熟即可服食，服时加适量红糖。日服两次。

功效 | 益脾和胃，止血消肿，适用于慢性肾炎。

5 赤豆冬瓜汤

原料 | 赤豆150克，冬瓜250克。

用法 | 共煎汤，常服有效。

功效 | 利尿解毒。适用于肾炎之水肿。

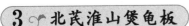

6 冬瓜赤豆粥

原料 | 冬瓜500克，赤豆30克，粳米50克。

用法 | 将冬瓜去皮瓤后洗净，与淘洗干净的赤豆、粳米一同入锅，加水适量，用旺火烧开后转用文火熬煮成稀粥，每日服2次。

功效 | 利小便、消水肿、解热毒、止消渴。适用于急性肾炎水肿尿少者，慢性肾炎脾虚寒者不宜服用。

7 白果芡实糯米粥

原料｜取白果 10 克，芡实和糯米各 30 克。

用法｜将白果去皮洗净后与淘洗干净的糯米、芡实一同入锅，加水 500 毫升，旺火烧开以后转用文火熬煮成稀粥，日服 1 次，连服 10 天为 1 个疗程。

功效｜健脾除湿。适用于慢性肾炎、蛋白尿、水肿等症。

注意事项｜不宜久服。

8 复方黄芪粥

原料｜取生黄芪和生薏苡仁各 30 克，赤豆 15 克，鸡内金 9 克，糯米 50 克，金橘饼 2 块。

用法｜将鸡内金研为细末备用。先将黄芪加水 600 毫升煎煮 20 分钟，去渣后加入生薏苡仁和赤豆再煮 30 分钟，最后加入鸡内金末及淘洗干净的糯米，用旺火烧开后，再转用文火熬煮成稀粥。每日服 1 剂，分两次食用，食后嚼金橘饼 1 块。

功效｜益肾补阳，适用于慢性肾炎、蛋白尿等症。

9 茅根赤豆粥

原料｜鲜茅根和赤豆各 200 克，粳米 100 克。

用法｜先将鲜茅根洗净后切碎放入砂锅，加水适量煎汁去渣，加入淘洗干净的粳米和赤豆，先用旺火烧开后，再转用文火熬煮成稀粥。日服一剂，分数次食用。

功效｜清热解毒、利水消肿，适用于急性肾炎小便不利、水肿等症。

10 党参芡实煨猪肾

原料 | 党参、黄芪、芡实各 20 克，猪肾 1 个。

用法 | 将猪肾剖开，去其筋膜，洗净，与药共煮汤，低盐食用。

功效 | 补中气、健脾胃、通膀胱，适用于慢性肾炎恢复期及脾肾气虚患者。

宜忌 | 肾功能不全或有低热者不宜。

11 绿豆猪肝粥

原料 | 绿豆 60 克，猪肝和粳米各 100 克，精盐和味精各适量。

用法 | 先将猪肝洗净切成片，与淘洗干净的绿豆和粳米一同入锅，加水 1000 毫升，先用旺火烧开，再转用文火熬煮成粥，待粥熟后加入精盐和味精调味，日服 1 剂。

功效 | 消肿下气，适用于慢性肾炎、水肿等症。

12 鲤鱼汁粥

原料 | 鲤鱼 1 条（约 750 克），糯米 50 克，葱白和豆豉各适量。

用法 | 先将鲤鱼去鳞及内脏，洗净后放入锅中，加水炖煮至水减半时去鱼留汤，与淘洗干净的糯米、葱白、豆豉一同入锅，先用旺火烧开后再转用文火熬煮成稀粥，日服 1 次。

功效 | 下水气，利小便，适用于慢性肾炎水肿、妊娠水肿等症。

13 清蛋白尿粥

原料 | 芡实、糯米各 30 克，白果 10 枚（去壳）。

用法 | 同煮粥，每日 1 次，10 日为 1 个疗程。可长期间歇服用。

功效 | 健脾补肾、固涩敛精，适用于慢性肾小球肾炎中、后期正气虚损、蛋白尿久不消者尤宜。

14 灯芯花鲫鱼粥

原料 | 灯芯花 5～8 根，鲫鱼 1 或 2 条，粳米 50 克。

用法 | 先将鲫鱼去鳞及内脏后洗净，用纱布包好，灯芯花和淘洗干净的粳米一同入锅。加水适量，先用旺火烧开后，再转文火熬煮成稀粥，日服一两次，温热食用。

功效 | 清心降火、利尿通淋、消肿止渴，适用于肾盂肾炎、慢性肾炎等。

15 玉米山药粥

原料 | 玉米粉 150 克，山药 100 克。

用法 | 先将山药上笼蒸熟后去皮切成小块，玉米粉用沸水调成糊状。在砂锅内放入清水上火烧开，用竹筷拨入玉米糊，文火熬煮至熟后加入山药一同煮成粥，每日服一剂。

功效 | 益肺宁心、调中开胃、利水消肿，适用于慢性肾炎之水肿、小便淋沥涩痛、高脂血症等。

16 商陆粥

原料 | 商陆 5 克，粳米 100 克。

功效 | 先将商陆加水煎汁去渣留汁，与淘洗干净的粳米一同入锅。加水适量，先用旺火烧开，再转用文火熬煮稀粥，日服一剂。

功效 | 通二便、利水、消肿，适用于慢性肾炎水肿、肝硬化腹水等症。

注意事项 | 商陆有小毒，不宜多服、久服。

　　对水肿、大量蛋白尿或血尿、高血压、肾功能受损者，应强调休息和限制食盐入量，液体入量不宜过多，蛋白质入量不宜过高。

慢性肾炎病程长，应树立战胜疾病的信心与毅力，克服悲观情绪。饮食上除忌盐外，也忌甘温助湿之物，戒针刺、绝酒色、戒愤怒。由于长期尿中排除蛋白，应适当补充高蛋白食物，如鲤鱼、鲫鱼、黑豆之类。

（十二）老年糖尿病的调养汤、粥

糖尿病是老年人的内分泌系统疾病中最常见的疾病之一，其发病率有随龄而增的趋势。它是一种具有遗传倾向的糖代谢紊乱，同时伴有神经、血管退化性病变的慢性疾病，临床以高血糖、糖尿、葡萄糖耐量减低及胰岛素释放试验异常为特征。

祖国医学认为，人至老年，阴气自半，复过食肥甘醇酒，胃中积热；或七情忧郁、五态化火；或恣情纵欲，禀赋薄弱，肾精亏耗，以致肺燥胃热，肾阴亏虚而为消渴。

治疗糖尿病，饮食是关键，常用的调理药膳如下：

1 土茯苓猪骨汤

原料｜猪脊骨 500 克，土茯苓 50 ~ 100 克。

用法｜猪骨打碎，加水熬汤约 2 小时，去骨及浮油，剩下 3 大碗，入土茯苓，再煎至 2 碗，去渣。日一剂，分两次服。

功效｜健脾利湿、补阴益髓，适用于糖尿病。

2 山药黄连花粉汤

原料｜淮山药 30 克，黄连 6 克，天花粉 15 克。

用法｜水煎，取汤温服，日一剂。

功效｜补益脾肾、止渴减食，适用于糖尿病以食多饮多为主症者。

3 ⌒ 山药炖猪胰

原料 | 山药 60 克，猪胰一条，食盐少许。

用法 | 前二味洗净切片，共炖熟，食盐调味。日一剂，分两三次，饮汤食猪胰，山药。

功效 | 健脾补肺、固肾益精，适用于糖尿病。

4 ⌒ 天花粉粥

原料 | 天花粉 15~20 克（鲜者加倍），粳米 50 ～ 100 克。

用法 | 将天花粉煎汁去渣，或鲜品洗净切片煎取浓汁，同粳米煮粥。

功效 | 天花粉粥出自《千金方》一书，书中所载："治大渴"。《神农本草经》："主消渴身热，烦满大热。"《本草衍义补遗》："主消渴"。除用于热病口渴外，对肺热咳嗽、燥咳咯血，也有较好的辅助治疗效果。

注意事项 | 天花粉粥用于糖尿病，煮粥宜稀薄，每天服食两次，7 ～ 10 天为 1 个疗程，大便泄泻的病人不宜服食。糖尿病孕妇禁用。

5 ⌒ 木耳粥

原料 | 黑木耳 30 克，粳米 50 克，大枣 3 枚。

用法 | 先浸泡木耳，将粳米、大枣煮熟后加木耳共煮粥食。

功效 | 适用于糖尿病血管病变者。

6 ⌒ 芹菜粥

原料 | 鲜芹菜 60 ～ 100 克，粳米 50 克。

用法 | 鲜芹菜切碎，同粳米煮粥食用。

功效 | 适用于糖尿病合并高血压者。

7 菠菜粥

原料 | 菠菜 100 ~ 150 克，粳米 50 克。

用法 | 菠菜同粳米煮粥食用。

功效 | 适用于阴虚化热型糖尿病。

禁忌 | 便溏腹泻者禁服。

8 萝卜粥

原料 | 新鲜白萝卜适量，粳米 50 克。

用法 | 白萝卜与粳米煮粥食用。

功效 | 适用于糖尿病痰气互结者。

9 生地黄粥

原料 | 鲜生地黄 150 克，粳米 50 克。

用法 | 鲜生地黄洗净捣烂取汁，先煮粳米为粥，再加入生地黄汁，稍煮服用。适用于气阴两虚型糖尿病者。

10 槐花粥

原料 | 干槐花 30 克或鲜品 50 克，粳米 50 克。

用法 | 槐花与粳米煮粥服用。

功效 | 适用于糖尿病合并高血压、中风患者。槐花可扩张冠状动脉，可防治动脉硬化，常服用有预防中风作用。

11 荔枝粥

原料 | 荔枝 5 ~ 7 个，粳米 50 克。

用法 | 以上原料煮粥服用。

功效 | 适用于一般糖尿病患者。

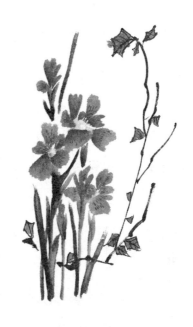

12 山药粥

原料 | 生山药 60 克，大米 50 克。

用法 | 先煮米为粥，山药为糊，酥油蜜炒合凝，用匙揉碎，放入粥内食用。

功效 | 适用于糖尿病脾肾气虚，腰酸无力、大便溏泄者。

13 菊花粥

原料 | 秋菊花末 10 克，粳米 50 克。

用法 | 秋菊烘干研末，先以粳米煮粥，调入菊花末稍煮一二沸即可服用。

功效 | 适用于糖尿病双目干涩、视物昏花者。菊花清肝明目，临床用于防治高血压、冠心病、高脂血症。

14 葛根粉粥

原料 | 葛根粉 30 克，粳米 50 克。

用法 | 以上原料共煮粥服用。

功效 | 解热、降血脂、降低血压、降低血糖，适用于老年人糖尿病，或伴有高血压、冠心病者。

15 杞子粥

原料 | 枸杞子 15 ～ 20 克，粳米 50 克。

用法 | 枸杞子与粳米煮粥服用。

功效 | 适用于糖尿病肝肾阴虚者。

16 野鸡羹

原料｜野鸡1只，黄酒、葱白、生姜、食盐各适量。

用法｜野鸡去毛及内脏，冲洗干净，切细备用。葱白、生姜冲洗干净，切末备用。野鸡肉入锅中，加清水、黄酒、葱白、生姜、食盐，旺火烧沸后改用小火炖至煮烂即成。

功效｜本品有补虚止渴功效。适用于中虚消渴、饮水无度、小便频数。

17 山药黄连无花粉汤

原料｜淮山药30克，黄连6克，天花粉15克。

用法｜水煎，取汤温服，每日一剂。

功效｜补益脾肾，止渴减食，适用于糖尿病以食多饮多为主症者。

18 白鱼枸杞汤

原料｜白鱼1条，枸杞子30克，黄酒、精盐、葱、姜、油各适量。

用法｜将白鱼去鳞、去鳃、去内脏，洗净，放入热油锅中稍煎。将洗净的枸杞子、黄酒、盐、葱、姜放入锅中，加入适量清水，煮至鱼熟烂，拣去葱、姜，调好味即成。

功效｜健胃开胃、补虚的作用，适于肝肾不足、肝血亏虚而致的目昏、眩晕、耳鸣、腰膝酸软，以及糖尿病等病症，亦适于体虚、年老、病后体弱者食用。

糖尿病除用上述药膳进行调理外，还要注意日常饮食原则。

❶ 重要的一点是控制碳水化合物的纳入量，即控制主食并忌糖。若只图一时痛快，大吃大喝不控制饮食，病情就会恶化。具体地说，患者要严格控制入糖量，如糖果、饼干、糕点、白糖、果子汁、淀粉、

蜜饯、红薯、马铃薯、粉丝、粉皮等，上述食物最好不吃或少吃，如一定要吃时，必须用主食交换，相应减少主食入量。平时吃饭时，以主食应有一定控制。若休息时，每日 200～250 克；中等体力劳动者，每日 300～400 克；重体力劳动者，每日 400～500 克。此外，对于性味大苦、大辣、大寒、大热的食物，要绝对禁止，以免加重病情。

❷糖尿病人因为代谢紊乱，蛋白质分解过速，丢失过多，容易出现负氮平衡。所以膳食中应补充适量奶、蛋、鱼、瘦肉和豆制品等含蛋白质丰富的食物。一般每日每千克体重需蛋白质 1～5 克。

❸糖尿病本身就是由于胰岛导素分泌的绝对或相对不足引起的糖、脂肪和蛋白质代谢的紊乱。又因糖尿病易于合并动脉粥样硬化和心脑血管疾病，所以，必须严格限制动物内脏、蛋黄、鱼子、肥肉、鱿鱼、虾、蟹黄等多脂类和高胆固醇食品的摄入，以免加重脂质代谢紊乱，发生高脂血症。

❹糖尿病患者因主食减少后，维生素 B_2 摄入不足，所以要注意维生素 B_2 的补充，否则易引起各种神经系统疾患。粗粮、豆类、瘦肉等含维生素 B_2 较多，可多选择食用。

❺糖尿病人平时应多食蔬菜，如白菜、芹菜、菠菜、萝卜、丝瓜、冬瓜、黄瓜、西瓜等。

❻高钠饮食可增加血容量，诱发高血压，增加心脏负担，引起动脉粥样硬化，加重糖尿病并发症。所以，糖尿病人应以低钠饮食为宜，每日食盐量控制在 3 克以内。而可溶解的纤维素有利于改善脂肪、胆固醇和糖的代谢，并能减轻体重，可以适量多吃这类食物。

❼忌辛辣食物。糖尿病患者多消谷善饥、烦渴多饮、阴虚为本、

燥热为标，而辛辣食品如辣椒、生姜、芥末、胡椒等性质温热，易耗伤阴液，加重燥热，故糖尿病患者应忌食这类调味品。

❽ 远离烟酒。酒发辛热，可直接干扰机体的能量代谢，加重病情。在服用降糖药的同时，如果饮酒，可使血糖骤降，诱发低血糖，影响治疗。此外，乙醇可以加快降糖药的代谢，使其半衰期明显缩短，影响药物的疗效。因此，糖尿病患者必须忌酒。

吸烟有害而无一利，烟碱可以刺激肾上腺髓质激素分泌，诱使血糖升高；吸烟可导致外周血管收缩，影响胰岛素和其他降糖药在血液中的运行和吸收。吸烟能诱发血管痉挛，损害血管内壁，而糖尿病又易于合并动脉粥样硬化和心脑血管疾病。上述二者相互影响，可以发生冠心病、心肌梗死、顽固性下肢溃疡、中风等严重并发症。因此，糖尿病患者必须忌烟。

❾ 少吃酸性食品。糖尿病人的体液多呈酸性。谷类、鱼、肉等食物基本上不含有机酸或含量很低。口感上也不显酸味，但在人体内彻底分解代谢后，主要留下氯、硫、磷等酸性物质，所以营养学上称其为酸性食物。而酸性体液对糖尿病不利，因此，糖尿病患者要少吃这类食品，多吃绿叶蔬菜，使体液呈弱碱性，吃生菜对本病就有较好的疗效。

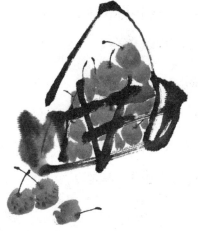

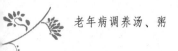

（十三）老年肥胖病的调养汤、粥

肥胖是指人体脂肪积存过多，体重超过正常标准。一般地说，超重20%～30%为轻度肥胖，30%～50%为中度肥胖，50%以上为重度肥胖。并随肥胖程度不同而伴有气短，易觉疲乏、嗜睡、头晕、头痛、痰多、胃纳亢进、便秘、胸胁满闷、腹胀、汗多、畏热、口干渴、多饮、口臭、性功能减退等症状。

中医学认为，老年肥胖多由平素嗜食肥甘厚味，或贪饮酒浆，使脾胃功能受损，水液输布失常，水不化津，津不化气，阻滞体内，为湿为痰，痰湿积聚，精微不布，发为肥胖。亦可因老年之人，气血虚衰、脏腑功能失调、津液代谢受阻，而导致肥胖病发生。

常采用的汤、粥膳如下：

1 二陈竹叶茶

原料 | 陈皮、陈瓢各10克，鲜竹叶20片，白糖适量。

用法 | 煎煮数沸，加白糖。代茶饮。

功效 | 利水消肿，适用于肥胖症。

2 山楂根茶

原料 | 山楂根、茶树根、荠菜花、玉米须各10克。

用法 | 山楂根、茶树根研粗末，玉米须切碎。水煎取汁，代茶频饮。

功效 | 对肥胖症有较好疗效。

3 山楂粥

原料 | 山楂50克，粳米150克，砂糖15克。

用法 | 先将山楂入砂锅煎取浓汁，去渣，然后加入粳米，砂糖煮粥。

功效 | 健脾胃、消食积、减肥。

4 ✦ 白茯苓粥

原料 │ 白茯苓粉 15 ～ 30 克，粳米 60 ～ 100 克。

用法 │ 加水适量煮粥，粥成加胡椒粉、盐、味精少许（或加白糖适量）调味食。

功效 │ 健脾益胃，适用于老年肥胖病。

5 ✦ 冬瓜粥

原料 │ 冬瓜（连皮）80 ～ 100 克，粳米 100 ～ 150 克。

用法 │ 新鲜连皮冬瓜洗净切块，同粳米加水煮至瓜烂米熟汤稠为度，每日上午、下午随意食（或用冬瓜子 10 ～ 15 克，煎汤，去渣后入米煮粥）。

功效 │ 利水消肿，适用于水肿、肥胖病。

6 ✦ 竹荪汤

原料 │ 竹荪 1 克，银耳 10 克，鸡蛋、盐、味精适量。

用法 │ 将竹荪放在淘米水中浸泡，再用清水冲洗、控水；银耳浸泡，洗净，去蒂；鸡蛋打碎搅匀，清水煮沸后，倒入鸡蛋糊，加竹荪、银耳，文火烧 10 分钟，加精盐、味精适量。

功效 │ 消除腹壁脂肪，适用于肥胖症。

7 ✦ 降脂饮

原料 │ 枸杞子 10 克，首乌 15 克，草决明 15 克，山楂 15 克，丹参 20 克。

用法 │ 文火水煎，取汁约 1500 毫升，储于保温瓶中，作茶频饮。

功效 │ 活血化瘀，轻身减肥。适用于肥胖病。

8 薏米粥

原料 | 薏苡仁 30 克，粳米 50 克。

用法 | 先将生薏苡仁洗净晒干，碾成细粉，备用。取薏苡仁粉，与粳米一起下锅，加水煮至粥成。每日服两次。

功效 | 健脾利湿，轻身健体。适用于脾虚湿所致的水肿、胀满、虚胖者服食。

注意事项 | 薏苡仁力势和缓，须加倍使用才可见效，所以一般用量较大。

9 荷叶粥

原料 | 鲜荷叶 1 张，粳米 100 克，白糖 40 克。

用法 | 鲜荷叶，切成 5 块洗净，粳米淘洗干净。将干净砂锅置火上，注入清水 1000 毫升，放入荷叶、粳米，中火烧开，改用小火慢煮至米烂汤稠时，拣出荷叶不用，下白糖调味即可食用。

功效 | 解暑热，散瘀血，降血压，降血脂，并能减肥。适用于夏天头昏脑涨、胸闷烦渴、小便短赤，以及高血压病、高血脂、肥胖等症。

10 白薯粥

原料 | 白薯 40 克，米 35 克，黄酒、盐少许。

用法 | 米洗净，加少量水，泡 30 分钟以上，白薯洗净，连皮切小块，把泡好的米倒入砂锅中，煮沸后放入白薯及盐、酒各少许，用中火煮，煮至几白薯和米熟烂。

功效 | 补脾、益气、润肠、通便、减肥，常吃能保持血管弹性、预防血管硬化、减肥，被称为"长寿粥"。

11 白茯苓粥

原料｜白茯苓粉 15 ~ 30 克，粳米 60 ~ 100 克，胡椒粉、盐、味精或糖少许。

用法｜加水适量煮粥，粥成加胡椒粉、盐、味精少许（或加白糖适量）调味食。

功效｜健脾益胃，适用于肥胖症。

12 淫羊肉桂粥

原料｜淫羊藿 30 克，粳米 50 克，肉桂 10 克。

用法｜先将淫羊藿、肉桂煎水、去药渣，留药液，再下粳米煮成粥。每日早、晚空腹吃 1 碗。

功效｜温阳化水，减肥，对甲状腺功能减退所致肥胖症疗效好。

13 燕麦片粥

原料｜燕麦片 50 克。

用法｜锅内放水，待水开时，将麦片搅入，煮至熟软。每日两次。

功效｜能降低降低血清胆固醇，降脂减肥，适合患有肥胖、高血脂和心血管疾病者保健之用。

注意事项｜麦片在用法时一定煮熟，否则不易消化，而引导起腹痛。

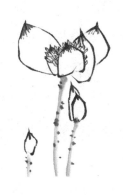

14 棒渣木耳粥

原料 | 黑木耳 10 克，玉米渣 150 克。

用法 | 将黑木耳用温水泡开后，洗净、切碎，待用，将玉米渣加水熬成后加入木耳，搅拌均匀烧开即可食用。

功效 | 健脾益气、除湿利尿、减肥。

15 韭菜粥

原料 | 鲜韭菜 60 克或韭菜籽 10 克，粳米 100 克，盐少许。

用法 | 先煮粳米为粥，待粥快熟时加入韭菜（洗净切断），或韭菜籽细末放入，加盐，稍煮片刻即成。

功效 | 补肾，减肥。

16 珠玉二宝粥

原料 | 生山药 60 克，生薏苡仁 60 克，柿饼 30 克。

用法 | 先把薏苡仁煮至烂熟，而后将山药捣碎，柿饼切成小块，同煮成糊粥食用。

功效 | 补肺、健脾、减肥。

17 二仙粥

原料 | 仙茅 15 克，知母 12 克，仙灵脾 15 克，当归 10 克，巴戟天 15 克，粳米 60 克，黄柏 12 克。

用法 | 先将药物煎水，滤去药渣，留药液。以药液加入粳米，煮成稀粥，每日早、晚空腹时吃 1 碗。若嫌味苦，可以蜂蜜调味，但不宜用白糖，可用少许红糖。

功效 | 兴阳泻水，调节阴阳，适用于内分泌失调所致的肥胖、绝经期综合征。

18　轻身粥

原料｜大米60克，人参粉1克，黄芪15克，茯苓4克，山茱萸4克，生姜15克。

用法｜将黄芪片、茯苓、山茱萸、生姜洗净，用双层纱布扎紧。净锅置中火上，加清水，加大米、中药包烧开，改为中小火慢熬至熟烂，加入人参粉，取出中药包食之。

功效｜减肥胖，强身。适用于气虚痰阻的肥胖症。传统医学认为，肥胖是痰湿停聚于体内，因脾虚气弱，不能运化水湿而成，因此需补中益气，利水消肿（黄芪、大米）、行水消肿，利水（生姜、茯苓）。

老年肥胖病除用上述药膳调理外，平素在饮食上还要严格注意。限制饮食中的总热量是治疗肥胖的主要手段。饮食中的脂肪量、食盐、和糖量都应限制，特别是糖量要严加限制。平时要忌用一切点心、零食等。各种啤酒、粮食酒、水果酒也应忌用。

（十四）高脂血症的调养汤、粥

所谓高脂血症，是指血浆脂质一种或多种成分的浓度持续高于正常时称为高脂血症，它是形成动脉粥样硬化的一个很重要的危险因素。我国老年人一般以血胆固醇超过每百毫升230毫克，或甘油三酯超过每百毫升160为准。其临床表现以头晕、胸闷、心悸、纳呆、神疲乏力、失眠健忘、肢体麻木等为主要表现。

中医学认为，本病病位在脾、肝、胃三脏，基本病理为脏腑功能失调，膏脂输化不利，主要病理因素为痰湿、浊脂和瘀血。

适用的汤、粥方如下：

1. 降脂茶1

原料｜干荷叶60克，生山楂、生薏米各10克，花生叶15克，橘皮5克，茶叶60克。

用法｜上药共为细末，沸水冲泡代茶饭。

功效｜醒脾化湿、降脂减肥，适用于高脂血症之症见形体丰满、头昏胸闷、脘痞胀满、恶心欲吐、舌体胖大、苔腻、脉弦滑者。

2. 降脂茶2

原料｜乌龙茶3克，槐角18克，何首乌30克，冬瓜皮18克，山楂肉15克。

用法｜将槐角、何首乌、冬瓜皮、山楂肉共加清水煎汤，冲泡乌龙茶。代茶饮。

功效｜降血脂，适用于高脂血症，并能增强血管弹性和起到预防的作用。

3. 降脂减肥茶

原料｜荷叶60克，生山楂，生米仁各10克，橘皮5克。

用法｜鲜嫩洁净荷叶晒干，上药共切细末，混合，早上放热水瓶内用沸水冲泡后代饮，当天如喝完，加开水再泡。日一剂，连续服用100天。

功效｜减肥降脂适用于单纯性肥胖、高脂血症。

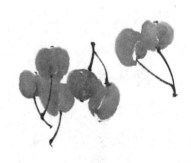

4 ☙ 决明子粥

原料｜决明子 10 ～ 15 克，白菊花 10 克，粳米 100 克，冰糖适量。

用法｜先将决明子放入锅内，炒至微有香气时取山，待冷却后与白菊花同煮取汁去渣，放入淘新干净的粳米煮粥，将熟时加入冰糖，煮沸即可。每日服食 1 次，5 ～ 7 次为一疗程。

功效｜清肝明目，消脂通便，适用于肝肾不足，虚阳上亢，症见头晕目眩，口苦耳鸣，腰酸肢软的高脂血症者。

5 ☙ 菊花粥

原料｜菊花 10 ～ 15 克，粳米 100 克。

用法｜于秋季霜降前采菊花去蒂，烘干或阴干后磨成粉；另取淘洗干净的粳米入锅，加水 1000 毫升，先用旺火烧开，再转用文火熬煮成稀粥，粥将成时调入菊花末，稍煮即成。每日服 1 剂，分数次食用。

功效｜散风热、消肝火、降血压，适用于高血压病、高脂血症、动脉硬化等。

注意事项｜平素脾弱便溏的老年人不宜多服。

6 ☙ 丹参粥

原料｜丹参 30 克，粳米 50 克，葱白 3 根。

用法｜将丹参放入沙罐中煎水，取药液约 500 毫升，去渣。将葱白切丝。用丹参煎液同粳米煮粥，待粥熟时，加入葱白丝。早、晚当饭吃，可长期服食。

功效｜活血化瘀，适用于各种瘀血证。

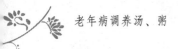

7 海带粥

原料 | 海带 50 克，粳米 100 克。

用法 | 先将海带用水浸泡半天，洗去咸味，切细，与淘洗干净的粳米一同入锅，加水 1000 毫升，先用旺火烧开，再转用文火熬煮成稀粥，适当加盐调味。每日服 1 剂，分早晚 2 次温热食用。

功效 | 利水消肿、降血压、降血脂。适用于高血脂、水肿胀满、湿热脚气等。

注意事项 | 凡脾胃虚寒有湿以及活动性肺结核患者均不宜服用。

8 海米粥

原料 | 海米 30 克，粳米 100 克。

用法 | 海米用温水浸泡 30 分钟，与淘洗干净的粳米一同入锅，加水 1000 毫升，旺火烧开，再转用文火熬煮成稀粥，每日早晚温热顿服。

功效 | 补肾、益精、壮阳、通乳、降血压、降血脂。适用于肾精不足、肾阳虚衰、小腹冷痛、产后乳汁不下、高血压病、高脂血症等症。

注意事项 | 性欲亢进者不宜服用。

9 芝麻桑葚粥

原料 | 取黑芝麻 60 克，桑葚 60 克，白糖 10 克，粳米 50 克。

用法 | 以上 3 味淘洗干净后一同捣碎，再放入砂锅中，加水 1000 毫升，先用旺火烧开，再转用文火熬煮成稀糊状，加入白糖调味。日服一剂，分两次食用。

功效 | 补肺益气、通血脉、滋阴养血，适用于高脂血症、高血压。

10 海参芹菜鸭肉汤

原料 │ 水发海参 320 克，瘦光鸭 1 只，芹菜 2 棵，姜 5 片，葱 1 根、黄酒适量。

用法 │ ❶ 芹菜洗净；鸭切去头、尾部及脚洗净，放入开水中煮 10 分钟，捞出。海参洗净切大块，用姜片和黄酒加水煮 5 分钟。❷ 水 10 杯烧开，下鸭、芹菜、姜、海参（如海参发得太透，可以迟些放入，以免煲至溶烂）煲开，再慢火炖 3 小时，下盐调味即成。喝汤食肉。

功效 │ 养血，润燥，降血脂，补肾益精，适用于治高血压。

11 青葱黑木耳汤

原料 │ 青葱 500 克、黑木耳 150 克（水发），酱油、盐、肉汤、黄酒、味精、水淀粉各适量。

用法 │ 青葱洗净切斜刀片，黑木耳洗净。开油锅油热后将青葱、木耳齐入锅炒几下，加入酱油、盐、肉汤、黄酒炒匀，加水煮开即可。

功效 │ 能帮助降血脂。

12 山楂粳米粥

原料 │ 山楂 30 克（鲜品 60 克），砂糖 10 克，粳米 100 克。

用法 │ 先将山楂洗净入砂锅，煎取浓汁，去渣后与淘洗干净的粳米及砂糖一同入锅，加水适量，先用旺火烧开，再转用文火熬煮成稀粥。日服一剂，分上下午两次食用，7 ~ 10 天为 1 个疗程。

功效 │ 健脾胃、消食积、散血瘀。适用于心绞痛、冠心病、高血压病、高脂血症，以及食积停滞、肉积不消等。

注意事项 │ 不宜空腹食用。

13 绿豆葛根粥

原料｜绿豆 50 克，葛根粉 50 克，粳米 50 克。

用法｜先将淘洗干净的粳米、绿豆一同入锅，加水 1000 毫升，先用旺火烧开，再转用文火熬煮，待粥半熟时将葛根粉用冷水调成糊状，加入粥中，再稍煮至粥成。每日服一剂，分数次食用。

功效｜清热解毒，消暑利水，生津止渴，适用于高血压病、高脂血症等。

对老年高脂血症患者而言，平素合理进食有重要意义。一般原则是：

❶ 避免过度饱食，体重超标者应逐步节食减肥。

❷ 要杂食而不偏食，以五谷杂粮，瓜果蔬菜为主，辅以各种瘦肉、奶、鱼、豆类。

❸ 应节制肥甘厚味，包括少进油腻食物，烹调以植物油为主，限制甜食和高胆固醇的食物，特别是动物肝、脑、肾和蛋奶等。

❹ 平素应多食一点芝麻、花生、淡水鱼、鸭、玉米、麦麸、大蒜、葱、西瓜、桃、番茄、木耳、胡萝卜、芹菜、葵花籽等食物，这些均有降血脂作用。

（十五）痔疮的调养汤、粥

痔疮是指直肠末段血管丛扩张、曲张，瘀血隆起形成的静脉团，或称直肠末段血管瘤。当静脉团发生炎症，擦伤时，可引起便血、脱出和疼痛，这就是痔疮的症状。中医认为，痔疮多由于湿热下注，热毒蕴结所致。

常用的调理膳食有：

1 菠菜粥

原料 │ 新鲜连根菠菜 150 克，粳米 100 克。

用法 │ ❶ 先将菠菜洗净用手撕开，放在开水中氽一下捞出，以除去草酸。❷ 再将淘洗干净的粳米入锅，加水 800 毫升，用旺火烧开，再转用文火煮粥，待粥快熟时加入菠菜和食盐调味，稍煮即成。每日早晚餐服。

功效 │ 养血、止血、敛阴、润燥，适用于肠胃热毒、缺铁性贫血、便血、坏血病及大便涩滞不通等。

2 楮皮粥

原料 │ 楮树白皮 6 克，粳米 50 克。

用法 │ 先将楮树白皮用水煎取汤汁，去渣后与淘洗干净的粳米一同煮粥。日服一两次，温热空腹食用。

功效 │ 行水、止血，适用于脚气水肿、痔疮便血、血痢、咳嗽，小便短赤涩痛等。

3 苍耳子粥

原料 │ 苍耳子 10 ～ 15 克，粳米 50 克。

用法 │ 苍耳子用文火炒黄，加水 200 毫升，煮成 100 毫升，去渣取汁，再加入淘洗干净的粳米，加水 400 毫升，一同煮为稀稠粥。温热服食，日服 1 次，分两次食用。

功效 │ 补益脾胃、通鼻窍、祛风湿、止痛。适用于风寒头痛、鼻渊、牙痛、痔疮下血等。

4 桑耳粥

原料 | 桑耳 10 克，粳米 50 克。

用法 | 先将桑耳加水煎汤，取汁去渣，与淘洗干净的粳米一同煮粥。日服两次，连服数日。

功效 | 消痔、止血，适用于肠风下血、痔疮便血、鼻衄、尿血等。

5 银耳红枣粥

原料 | 银耳 10 克，红枣 5 枚，粳米 100 克。

用法 | ❶先将银耳用冷水发，并洗净；❷再将粳米、红枣淘洗干净，加水煮粥，煮至半熟时再加入发好的银耳，同煮至粥烂熟，即成。日服 1 剂，温热食用。

功效 | 滋阴润肺，养胃生津，益气止血，适用于胃阴不足的口干口渴、大便干结、便血、肠道出血、痔疮出血等症，也可用于高血压、动脉硬化、冠心病等的饮食调养。

6 桑葚糯米粥

原料 | 桑葚 100 克，糯米 150 克。

用法 | 先将桑葚洗净捣取汁液，去渣后与淘洗干净的糯米一同煮粥。日服 2 次，空腹食用。

功效 | 滋补肝，肾，养血。适用于五痔下血、烦热羸瘦。

7 猪肉槐花汤

原料 | 瘦猪肉 100 克，槐花 50 克。

用法 | 加水共煎汤服食，每日 1 次。

功效 | 清热消肿，适用于痔疮。

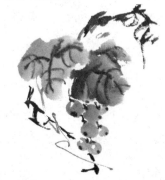

8 空心菜粥

原料 | 净空心菜末 150 克，猪肉末 50 克，荸荠 50 克，籼米 100 克，猪油、精盐、味精适量。

用法 | 荸荠去皮洗净切片，猪肉先焯一下。另将籼米淘洗干净入锅，加水 1000 毫升，先用旺火烧开，待米粒快开花时加入空心菜、猪肉末、荸荠、猪油、精盐、味精等，再转用文火熬煮成稀粥。每日服食 1 次。

功效 | 清热解毒、利尿凉血，适用于各种出血、淋浊、便秘、痔疮等症。

9 香椿粥

原料 | 香椿嫩叶 100 克，粳米 100 克，盐适量。

用法 | 先将香椿嫩叶洗净切成碎末，再将粳米淘洗干净，入锅，加水 1000 毫升，置旺火上烧开，转用文火熬煮成粥，快熟烂时放入香椿叶，粥熟后加盐调味即成。日服 1 次。

功效 | 清热解毒、健胃理气、涩肠止血、固精燥湿，适用于痔肿、痢疾、肠炎、宫颈炎等症。

10 红糖金针汤

原料 | 红糖 120 克，金针菜 120 克。

用法 | 将金针菜用水 500 毫升煎至 200 毫升，和入红糖温服，每日 1 次。

功效 | 活血消肿，适用于痔疮。

除用上述食疗方法调理痔疮外，平素的饮食调节亦很重要，如要忌辛辣刺激性食物，对辛辣椒、酒、胡椒、生姜要少进食，平素多吃一些易于消化，富含维生素的食物以利大便顺利排出，此外，更要忌生吃不洁食物。

（十六）痢疾的调养汤、粥

痢疾是由痢疾杆菌引起的急性肠道传染病，以结肠化脓性炎症为主要病变，有全身中毒症状、腹泻、里急后重、排脓血便等临床表现。中医称本病为"肠澼"、"滞下"。

常用的调理痢疾的膳食如下：

1 蛏肉刺瓜汤

原料｜鲜蛏子肉150克，黄瓜150克，生姜、黄酒、盐各适量。

用法｜❶鲜蛏子肉冲洗干净；黄瓜冲洗干净，切片备用。❷蛏子肉、黄瓜放入锅中，旺火烧沸后，加清水、黄酒、生姜、盐，再煮沸即成。

功效｜清热止痢，适用于热痢，下痢脓血。

注意事项｜本方寒凉，清热之力较强，对寒湿冷痢者不宜食用。

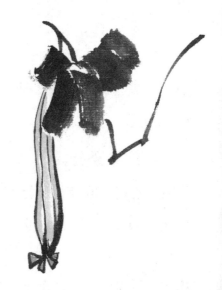

2 大蒜糯米粥

原料 | 紫皮大蒜 30 克（去皮），糯米 100 克。

用法 | 将紫皮大蒜放沸水中煮过捞出，入糯米煮成稀粥。再将大蒜重新放入粥内共煮。早晚各服 1 次。

功效 | 温补脾胃、杀菌止痢，适用于老年人急、慢性痢疾。肺结核、高血压、动脉硬化患者亦宜用。

3 酸石榴汁饮

原料 | 酸石榴一个，蜂蜜 15 克，红糖 30 克。

用法 | 酸石榴捣烂取汁，加蜂蜜和匀，温开水冲服，或酸石榴皮 20 克，煎水取汁，加红糖，调匀温服，每天一两次，连服数天。

功效 | 有止痢作用，适用于虚寒之痢。

4 马齿苋绿豆汤

原料 | 马齿苋 200 克（干品 50 克），绿豆 10 克。

用法 | 洗净后共煎汤，顿服，连用 3 或 4 次。

功效 | 清热解毒，适用于痢疾、肠炎等肠胃不适。

5 石榴皮汤

原料 | 石榴皮 60 克。

用法 | 加水 200 毫升煎煮石榴皮，煎至剩 100 毫升即成。每日服 3 次，每次 20 毫升，连续服用 1 周。

功效 | 收敛止泻，适用于赤白痢疾。

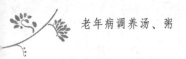

6 山楂汤

原料 | 山楂 30 克，红糖或白糖 60 克。

用法 | 山楂同糖共煎服。注意白痢疾用红糖，赤痢疾用白糖。

功效 | 收敛止泻，适用于赤白痢疾。

7 鲫鱼羹

原料 | 鲫鱼 500 克，砂仁、荜茇、葱白、陈皮、泡辣椒各 10 克，大蒜 9 克，胡椒粉、盐适量。

用法 | 鲫鱼治净，将其他原料拌和，装入鱼腹内。将装入药的鱼在热油锅内煎熟，加适量的水，烧沸，再在文火上熬成鱼羹。空腹饮热鱼羹 1 小碗，每日 3 次。

功效 | 温脾暖胃、补虚散寒，适用于脾胃虚寒之脘腹疼痛、慢性泄泻、慢性痢疾等症。

8 马齿黄花汤

原料 | 马齿苋、黄花菜各 50 克，盐、味精各少许。

用法 | 将马齿苋、黄花菜分别洗净，去根切成 7 厘米段放入锅内，加水烧开，煮 2、3 分钟后，加味精、盐调匀即可。

功效 | 清热解毒，适用于痢疾。

除用食疗方调理痢疾外，患痢疾的老年人还必须做到以下几点：禁油腻之物，如油条、麻花及肥肉等；禁任何辣物、如辣椒、胡椒粉等；禁吸烟和饮酒；禁喝汽水之类的碳酸性饮料；避免吃纤维多和粗糙的食物；吃水果要去皮和注意清洁；避免服用刺激胃肠道的药物。

（十七）结石的调养汤、粥

一般地说，人体的结石多发生在胆、肾、膀胱等脏器。究其原因，多因情志抑郁，饮食失调，湿热内蕴，肝气郁结所致。现代医学认为，尿路结石（包括肾结石、输尿管结石和膀胱结石）是许多代谢性疾病的并发症，与饮食营养的关系极为密切。而胆石症的形成与胆汁郁结、胆道感染以及胆固醇代谢失调关系密切。

常用来调理结石的食疗方如下：

1 玉米须炖蚌肉

原料｜玉米须 30 ～ 60 克，蚌肉 50 ～ 200 克。

用法｜煮汤食蚌，每日 1 次。

功效｜清热利湿，通淋排石，适用于石淋（尿结石）诸症，尿中有时夹有砂石，尿黄赤、混浊，小便艰涩，有时觉腰痛难忍，甚或尿中带血、舌质偏红、脉滑数。

2 杨桃蜂蜜汤

原料｜鲜杨桃 5 个，蜂蜜适量。

用法｜杨桃切成块，加水 600 毫升煎至 200 毫升，冲入蜂蜜适量，饮用。

功效｜清热、解毒、利尿，适用于膀胱结石及膀胱炎症。

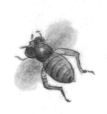

3 黄鱼耳石汤

原料 | 黄鱼耳石（即黄花鱼的鱼脑石）、甘草各适量。

用法 | 将鱼耳石研碎成末，每服 5 克，每日 3 次，甘草煎汤送服。

功效 | 下石淋、利大便，适用于肾结石、膀胱结石、胆结石等症。

4 鸡骨草红枣汤

原料 | 鸡骨草 60 克，红枣 10 枚。

用法 | 加水 600 毫升煎至 200 毫升，去渣饮用。每日 1 次。

功效 | 有清热解毒、舒胆散结的功效，适用于胆囊炎、胆结石症。

5 千车蛇肉汤

原料 | 千里光 60 克，车前子 15 克，蛇倒退 30 克，猪肉 100 克。

用法 | 将千里光、车前子、蛇倒退煎水，去渣取汁。以药汁炖猪肉，肉炖至烂熟，吃肉喝汤。每日早、晚各服 1 次，连服 3 ～ 5 日。不能吃肥肉者，可用瘦肉。

功效 | 清热解毒、利尿通淋，适用于湿热淋证及慢性淋证急性发作。

禁忌 | 脾胃虚寒者不宜服用。

6 内金赤豆粥

原料 | 赤豆、粳米各 50 克，鸡内金 20 克（研粉生用）。

用法 | 将赤豆、粳米加水适量煮粥，粥成，拌入鸡内金粉与适量白糖。每日服 2 次。

功效 | 赤豆粥能清热利尿；鸡内金有化石排石作用。久服此粥对尿路结石有良效。久服无害，虚寒症慎用。

7 茅根赤豆粥

原料│鲜茅根 100 克，赤豆 25 克，粳米 50 克。

用法│鲜茅根加水适量，煎汁去渣，入粳米、赤豆煮粥，日服三四次。

功效│清热、解毒、利尿、止血，适用于水肿、泌尿系统结石及尿中有红细胞者。

8 肉糜荠菜粥

原料│荠菜 500 克，瘦猪肉 100 克，大米 100 克，黄酒、酱油、盐、淀粉、味精适量。

用法│❶猪肉剁成泥，加黄酒、酱油、淀粉搅成肉糜，油烧热炒熟待用。❷荠菜洗净切碎末，大米煮成粥，先加入荠菜末，煮 5 分钟，再调入肉糜，煮沸后调味即可。

功效│补肾益气，适用于老年肾亏、肾结石、血尿等症。

9 胡桃粥

原料│胡桃肉 10 ～ 15 个，粳米 100 克。

用法│胡桃肉捣碎，与粳米同煮为粥，可作晚餐或点心服食。

功效│补肾、益肺、润肠，适用于老年肾亏腰疼、腿脚软弱无力、肺虚久咳、气短喘促、慢性便秘、小便淋漓不爽、病后衰弱以及尿结石等。

注意事项│大便溏薄的老人不宜食用。

除用上述食疗方调理泌尿系统结石症外，患有肾、膀胱等部位结石的老人平素一定要多饮水，若有小结石存在，可在排尿时被冲洗出来。若缺乏维生素A应及时补充，因为当维生素A缺乏时，可使肾上皮细胞屑，易成为结石的核心。

需要指出的是，约有50%的肾结石患者可反复发病，再次形成别的结石，使患者深为苦恼。因此，要注意防止复发。需注意：长期服用氧化镁和维生素B对防止结石的再发有较好的效果；保持两倍于正常人的尿量，或每日尿量在2升以上，可预防新结石的形成。

有专家认为，吃橙子可少得胆结石，因为橙子中的维生素C可以抑制胆固醇在肝内转化成胆汁酸，从而使胆汁的胆固醇浓度下降，两者聚集形成胆结石的机会也就相应减少。

除了橙子以外，水果中如猕猴桃、鲜枣、草莓、枇杷、柿子等，维生素C含量较高，多吃也可以起到预防胆结石的效果。此外必须要注意饮食：

❶不要摄入过多的菠菜、甜菜、可可、红菜等含草酸过多的食物，这些食物易促进草酸钙结石的形成。

❷牛奶、干酪、豆类等不要多吃，易形成磷酸钙结石。

❸一些动物内脏食品（如肝、脑、肾等），易形成尿酸结石，故宜少食。若能避免或消除上述结石形成的促进因素，在结石的预防上占有重要地位。

（十八）冠心病的调养汤、粥

冠心病是指因心脏冠状动脉粥样硬化后，动脉狭窄或阻塞而导致的缺血性心脏疾患，常可引起心衰或死亡，是老年人常见疾病之一。

祖国医学认为，中年以后阳气、阴精都已出现不同程度的衰减，兼之劳心思虑、忧思恼怒、房事不节、过食膏粱厚味，导致脏气不平，瘀血、痰浊、滞气等病理产物乘虚而聚于心之络脉，心络不通，则疼痛如绞；心气不足，则胸闷短气，气血不荣于心，故脉率失常，心悸怔忡之症遂作。

常用的调理汤、粥膳如下：

1 瓜蒌薤白白酒汤

原料 | 瓜蒌、薤白（藠头）各 12 克，白酒适量。

用法 | 三味慢火同煎服。

功效 | 通阳散结、行气祛痰、适用于冠心病之症见胸阳不振、痰浊中阻之胸痹、胸痛彻背、咳唾短气等。

2 丹参粥

原料 | 丹参 30 克，糯米 50 克，红枣 3 枚，红糖少许。

用法 | 丹参加水煎汤，去渣后入糯米、红枣、红糖煮粥，温热食，日两次，10 天为一疗程，隔 3 天再服。

功效 | 活血祛瘀，适用于冠心病。

3 玉楂冲剂

原料 | 玉竹、山楂各 500 克，糖、白糊精各适量。

用法 | ❶ 山楂水煎两次，每次 15 分钟；玉竹水煎 2 次，每次 30 分钟；合并 2 液，沉淀，取上清液，浓缩成清膏。❷ 入 3 倍量的糖水，1 倍量的白糊精，搅匀，制颗粒，干燥，过筛，每服 22 克，开水冲服，日 3 次。

功效 | 滋阴、活血、通脉，适用于冠心病心绞痛。

4 ☞ 玉米粉粳米粥

原料 | 玉米粉、粳米各适量。

用法 | 玉米粉加适量冷水调和,粳米粥煮沸后加入玉米粉,同煮为粥。

功效 | 适用于高脂血症,本方对动脉硬化、冠心病、心肌梗死及血液循环障碍也有一定的调理作用。

5 ☞ 木耳豆腐汤

原料 | 黑木耳 15 克,豆腐 60 克,葱、蒜各 15 克,盐、味精适量。

用法 | 将锅烧热,下菜油,烧至六成热时,下葱、姜炒香,放豆腐和水,煮 10 几分钟,再下黑木耳,加盐、味精调味,搅匀即成,每日吃 1 次,佐餐,常服有益。

功效 | 益气活血,适用于冠心病的调理和预防。

6 ☞ 柿叶茶

原料 | 七成熟青柿子 1000 克,蜂蜜 2000 克。

用法 | 青柿子洗净去柄蒂,切碎捣烂,用消毒纱布绞汁,再将汁放入砂锅内,先用大火后改小火煎至浓稠时,加蜂蜜,再熬至黏稠,停火、冷却、装瓶。开水冲饮,每次 1 汤匙,日 3 次。

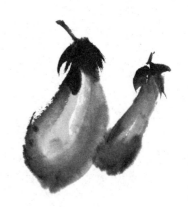

功效 | 适用于冠心病、动脉硬化、高血压。

7 拨粥

原料｜薤白 15 克，粳米（或白面粉）50 克，葱白 2 段。

用法｜先将薤白、葱白洗净，切碎，与粳米一同煮成稀粥。或以薤白、葱白先煎，烧沸后，再下面粉，调成稀糊状。根据所好，择食一种，早、晚空腹服食。

功效｜宽胸行气、活血化瘀，适用于气滞或气滞所致的血瘀、胸胁刺痛，以及冠心病心绞痛、血瘀发热等。

注意事项｜瘀血久顽者，此方不能胜任。

8 蜂蜜首乌丹参汤

原料｜蜂蜜、首乌、丹参各 25 克。

用法｜先将二味中药水煎去渣取汁，再调入蜂蜜拌匀，每日一剂。

功效｜益气补中，强心安神。适用于心脏病、冠状动脉粥样硬化、肝脏病。

9 薤白粥

原料｜薤白 15 克，粳米 100 克。

用法｜薤白、粳米共煮粥，每日服两次。

功效｜薤白味辛、微苦，性温，入肺、胃、大肠，能通阳散结，下气行滞，活血止痛，为治疗心绞痛要药，与粳米配合，药效温和持久，对心绞痛发作有预防作用

注意事项｜此粥性热，对阳亢病人不宜；亦不可久服。

10 荠菜豆腐羹

原料 | 嫩豆腐 200 克，荠菜 75 克，胡萝卜、水发冬菇、熟笋各 25 克，水面筋 50 克，盐、味精、姜末、香油、水淀粉、鸡汤各适量。

用法 | ❶ 豆腐切成小丁，水发冬菇切小丁；胡萝卜洗净入开水余熟后，切成小丁；荠菜洗净去杂切成细碎；熟笋和面筋也均切成小丁。

❷ 炒锅下油，烧至七成热，加鸡汤、盐，豆腐丁、冬菇丁、胡萝卜丁、面筋、荠菜，再加入姜末、味精烧开后，用水淀粉勾芡，出锅前淋上香油，装入大汤碗即成。

功效 | 清热、利水、补中益气、降压清，适用于高血压、高血脂、冠心病等。

11 三根茶

原料 | 老茶树根 30 克，茜草根 15 克，余甘根 30 克。

用法 | 上药共入锅内煎水，每周服药 6 天，连服 4 周为一个疗程。

功效 | 活血镇静，适用于冠心病之心律不齐。

12 首马黑豆汤

原料 | 首乌 60 克，黑豆 60 克，盐适量。

用法 | 加入首乌，黑豆，再加水适量。先用旺火，后用文火熬，最后加盐调味。可饮汤吃豆，每日两次。

功效 | 逐瘀化血，可抗胆固醇堆积及动脉粥样硬化引起的病。

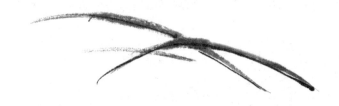

13 海带薏米蛋汤

原料 | 海带 30 克，薏苡仁 30 克，鸡蛋 3 个，盐、味精、胡椒粉、猪油。

用法 | ❶ 将海带洗净切条状，薏苡仁洗净，加水共放锅里炖至烂，连汤备用。❷ 锅置旺火上，放适量猪油，将打匀鸡蛋炒熟，随即将海带薏苡仁连汤倒入，加盐、胡椒粉、味精即成。

功效 | 强心、利湿、活血软坚，适用于颈部淋巴结核、甲亢、关节炎、慢性支气管炎、高血压、冠心病等。

14 白果叶汤

原料 | 白果叶、瓜蒌、丹参各 15 克，薤白 12 克，郁金 10 兜，甘草 4.5 克。

用法 | 共熬汤服，每日早晚 1 次。

功效 | 益心血、解郁，适用于冠心病、心绞痛。

15 兔肉紫菜豆腐汤

原料 | 兔肉 60 克，紫菜 30 克，豆腐 50 克，细盐、黄酒、淀粉、葱花适量。

用法 | ❶ 将紫菜撕为小片，洗净后放入小碗中。❷ 兔肉洗净切为薄片，加盐、黄酒、淀粉拌匀。❸ 豆腐磨碎，锅中加入水适量，入豆腐、盐，中火烧开后倒入肉片，煮 5 分钟，放入葱花，立即起锅，倒入紫菜，搅匀即成。

功效 | 清热利水、化痰软坚，适用于高血脂、高血压、动脉硬化、冠心病。

冠心病除用上述药膳调理外，平素在饮食方面总的原则是给病人供给热量较正常为少的饮食，以减轻体重和减轻心脏的负担，借以保护心脏。具体地说饮食宜清淡而富于营养，多食瓜果、蔬菜，忌肥甘厚味、烟酒浓茶及暴饮暴食。要注意冠心病人不能多吃盐，因为盐可以增加血容量，并通过内分泌和体液等多种因素升高血压，加重动脉硬化，增加心脏负担。当心力衰竭发生时，更要限制食盐的摄入。豆腐、豆制粉条、豆干则是冠心病人较理想的营养品。

专家认为，适量饮用石榴汁、蓝莓汁、橙汁、红酒对心脑血管有益，尤其是石榴汁。据报道，石榴汁中的抗氧化物含量在所有果汁中最高，对动脉硬化有很强的预防和抵抗作用。

除此以外，矿质元素、盐、维生素对人体的健康也是十分重要的。

❶注意矿质元素。在人体内含量虽极微，但其作用不可忽视。国内资料表明软水地区冠心病，发病率及死亡率较高，分析软水中含铜及锰较多，钙、镁、钾、硅等含量较少。动物实验中，给大鼠喂以缺铬食物，如全裸麦粉等，可使血清胆固醇增高，主动脉斑块及空腹血糖增高。另外，实验也证明铜有致动脉硬化甚至心肌梗死作用。根据这些资料，对肥胖、年龄大、好发冠心病者，应该适当节制含这类矿质元素高的食物，如动物肝、内脏以及牡蛎等，属于软水地区应适当改善水质。

❷控制食盐。食物过咸，人体中钠离子过剩，会增加循环血流量和钠的潴留，使血压升高。患有高血压或冠心病者，食盐最好控制在每日5克以内。

❸摄入丰富维生素。冠心病病人最好选择含维生素丰富又容易消

化的食物，如山楂、柑橘、梨等水果以及番茄、柿子椒和其他绿叶蔬菜。经常食用这些富有维生素的食物，对促进新陈代谢、增加食欲、加强抗御能力、防止血管粥样硬化，均有一定意义。

❹适量多食用含钾食物对心血管有益。含钾离子多的食物，如马铃薯和香蕉。美国康纳尔医疗保健中心的高森特教授认为，如果每人每天吃上一两个香蕉及每天饮食中增加一两个马铃薯，将有助于降低血压，调整血中胆固醇和血脂的比例，起到保护心血管的作用，心肌梗死及脑溢血也就较少发生。高森特本人就是在主食之外每天还坚持吃一只香蕉、一只马铃薯和300多毫升的果汁及吃一些新鲜蔬菜来保护自已心血管的。

另外，柿子中蕴含丰富的营养成分，对于预防动脉硬化、心脏病、心肌梗死以及中风都是大有裨益的。以色列希伯来大学教授谢拉·格林斯坦博士通过研究得出了结论，每天摄入100克左右的柿子，就可以有效地预防动脉硬化及心血管疾病。而且那些已经患心血管疾病的人，食用柿子也对他们病情的控制非常有帮助。因此，在合理选配蔬菜水果的基础上吃点柿子吧。

（十九）高血压病的调理汤、粥

高血压的确定标准以血压升高为主要依据，在休息时，血压经常超过正常血压140／90毫米汞柱，特别是舒张压的增高，则可以认为有血压升高。其早期症状有些像神经官能症，有头痛、头昏、睡眠不好、烦躁、健忘、耳鸣等，特别是头痛比较多见。血压进一步明显升高，根据心、脑、肾等受累的程度而出现相应的症状。高血压病现已

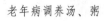

成为世界上五大疾病之一，是严重危害人们身体健康的疾病，亦是老年人的常见疾病。

现代医学认为，精神刺激、高脂质、内分泌调节功能紊乱、高钠盐食物、环境影响及遗传等因素均可发生高血压病。而中医学认为本病的发生主要是4点原因：一是年老体虚、劳欲过度、精气内伤；二是体质禀赋偏颇、瘦人阴虚多火、肥人气虚多痰；三是情志刺激、五志过极、肝失条达、心火亢盛；四是嗜食肥甘咸辣酒醪、痰湿内生，以上原因均能导致脏腑阴阳平衡失调而发为本病。

常用的调整汤、粥膳如下：

1 桑寄生煲鸡蛋

原料 | 桑寄生15～30克，鸡蛋1或2个，

用法 | 二者加水同煮；鸡蛋熟后去先取蛋再煮片刻，吃蛋饮汤。

功效 | 补肝肾，适用于动脉硬化性高血压及原发性高血压。

2 海带决明汤

原料 | 海带30克，草决明15克。

用法 | 将海带洗净盐。浸泡2小时，连汤放入砂锅，再加草决明，煎一小时以上，饮汤，海带可吃。血压不太高者，一日一剂，病重者，可一日两剂。

功效 | 清热明目、降脂降压，主治高血压病。

3 芹菜蜜汁

原料 | 生芹菜1000克，蜂蜜适量。

用法 | 将生芹菜去根洗净，捣烂，榨取汁液。在汁液上加入等量蜂蜜。

调匀即成；每次服 40 毫升，每日服 3 次。

功效｜降压清热，适用于高血压。

4 双耳汤

原料｜白木耳、黑木耳各 10 克，冰糖 30 克。

用法｜双耳用温水泡发，摘除蒂，除去杂质，与冰糖及适量清水同置碗内，上笼蒸约 1 小时，至木耳熟烂，食木耳饮汤，1 日两次。

功效｜滋阴补肾，适用于中老年人血管硬化、高血压、眼底出血等属肝肾阴虚者。

5 钩藤茶

原料｜钩藤 500 克。

用法｜拣去老梗及杂质，洗挣，晒干备用。每次 30 克，日两次，沸水冲泡，代茶徐徐饮之。

功效｜平肝熄风，适用于高血压早期患者。

6 玉竹燕麦粥

原料｜燕麦片 100 克，玉竹 15 克，蜂蜜适量。

用法｜玉竹用冷水泡发，煮沸 20 分钟后取汁，再加清水煮沸 20 分钟取汁；合并两次药汁，加入麦片解开，用文火熬煮成稠粥，加蜂蜜食用。

功效｜清热熄风，适用于动脉粥样硬化、高血压、冠心病及心力衰竭等。

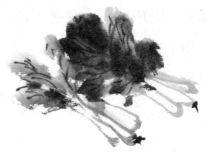

7 夏枯草黑豆汤

原料 | 夏枯草 30 克，黑豆 50 克，白糖 1 匙。

用法 | ❶ 夏枯草除去杂质，快速洗净，滤干；黑豆除去杂质，洗净，用水浸泡半小时。❷ 将夏枯草、黑豆倒入小不锈钢锅内，加水 3 大碗，用小火烧煮 1 小时后，捞除夏枯草，加白糖，继续煮半小时，至黑豆酥烂、豆汁约剩下 1 小碗时，离火。❸ 当点心吃，汤豆同食。每日 1 或 2 次，每次 1 小碗，天冷可加倍配制，两天内食完。1 个月为一疗程。

功效 | 补肾水、养肝木、平肝火、降血压，头昏涨等症状得到改善。经常食用，能保持血压稳定。

8 冬瓜草鱼汤

原料 | 冬瓜 500 克，草鱼 250 克，黄酒、盐、葱段、姜片、猪油、鸡汤。

用法 | ❶ 草鱼去鳞去鳃去内脏，洗净，放入锅中；冬瓜去皮，去瓤切成块，加料酒、盐、葱、姜入鱼锅。❷ 注入适量鸡汤，煮至鱼熟烂，拣出葱、姜即成。

功效 | 清热解毒，利水消肿、清利平喘，适用于高血压。

9 香蕉茶

原料 | 香蕉 50 克，蜂蜜少许。

用法 | 香蕉去皮研碎，加入等量的茶水中，入蜜搅匀，代茶频饮。

功效 | 降压，适用于高血压者。

10 筒蒿菜鸡蛋白汤

原料｜鲜茼蒿菜 250 克，鸡蛋 3 个，香油、盐各适量。

用法｜每次用鲜茼蒿菜 250 克洗净，加清水适量煮汤，汤将好时，取 3 个鸡蛋的蛋白加入煮片刻，用油、盐调味，佐膳。

功效｜养心、润肺、化痰、消水谷，民间常用于高血压性头昏脑涨、热咳痰浓、睡眠不宁及饮食积滞等症。

11 荠菜小豆腐汤

原料｜荠菜 250 克，豆腐 1 块，植物油、盐、黄酒、味精适量。

用法｜❶ 荠菜留根，除去黄叶、杂质，洗净，滤干，切碎，豆腐切成小方块，起油锅，放油烧热，倒入荠菜，翻炒 3 分钟（菜未熟），盛起。❷ 起汤锅，放淡肉汤或清水 500 毫升，加细盐和豆腐块。将水煮沸后，加黄酒少许，倒入荠菜。再烧 5 分钟，至荠菜已熟时加味精，翻拌调匀，沸后可食。

功效｜补虚益胃、利肝明日、降压止血、清热散血，适用于高血压病、肝病、动脉硬化所致眼底出血等。

12 番茄煮牛肉

原料｜鲜番茄 250 克，牛肉 100 克，盐、糖、香叶、姜、黄酒适量。

用法｜鲜番茄洗净切块，牛肉切成薄片，用少许油炒牛肉和番茄，加水和调味料同煮成汤，佐膳。

功效｜平肝益血、健胃消食、养肝补脾，适用于高血压、慢性肝炎等。

13 赤豆红枣汤

原料｜赤豆（红小豆）250 克，红枣、红糖各适量。

用法｜将赤豆洗净，放入锅里，加入水煮开，赤豆煮至快"煮开花"时，把红枣放入，将赤豆煮熟烂时，把锅离开火源，将红糖放入，搅拌溶化，即可食用。

功效｜清凉解毒、补血安神、提气降压、利尿消肿。

高血压病除用上述药膳调理外，平素在饮食上应以清淡素食为主，宜常食植物性蛋白质含量高的食物，如各种豆类和豆制品、菠菜、茄子、面筋、荠菜、芝麻、木耳、紫菜等。而不宜食用动物油脂类及胆固醇含量过高的食品，如肥肉、猪肝、猪脑、蛋黄、鱼肝油、鱼子、螃蟹等。

高血压患者应根据身体需要摄入低水平的热量，并供给富有纤维素的粗饮食，并注意增加含维生素C、维生素E多的食品。因为据研究，大量的维生素C、维生素E可以防止因高血压而致的动脉粥样硬化。在饮食禁忌上，重点要限制食盐、无论血压高的程度如何，只要有高血压病，则必须注意低盐饮食。一般都应将每日饮食中的食盐限制，在3克以下，有人主张1克为最适宜。

（二十）低血压病的调理汤、粥

血压低于正常，即称低血压。一般以常规检测之血压低于100／60毫米汞柱为准。引起低血压的原因很多，如体位改变、内分泌失调、心血管病变、慢性消耗性疾病及营养不良等。一般均为原发病的继发表现，亦有少数患者为原发性低血压，无明显致病因素。低血压的主要临床表现为：精神疲倦、健忘、头晕、头痛，甚至晕厥或有胸闷、心悸等。

常用于调理低血压病的食疗方如下：

1 参精桂枣草汤

原料 | 党参 15 克，黄精 12 克，肉桂 10 克，大枣 10 枚，甘草 6 克。

用法 | 水煎，内服，每日一剂，早、晚分服，服用 15 日为 1 个疗程。

功效 | 适用于低血压。

2 芍药甘草汤

原料 | 干白芍药根 10 克，甘草 1 克。

用法 | 用 360 毫升水浓煎，分两次服下，长期服用有效。

功效 | 适用于低血压。

3 洋参瘦肉汤

原料 | 西洋参切片 6 克，茯苓片 12 克，麦冬 15 克，五味子 6 克，生姜 3 片，精瘦肉 100 ～ 150 克。

用法 | 先把药物放入炒锅内，加水浸泡 20 分钟后，武火煮沸入瘦肉，文火炖煮 25 ～ 30 分钟即可，加精盐和味精适量，每日一剂，分两次喝汤食用，连进 5 ～ 7 剂。

功效 | 适用于低血压。

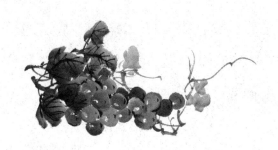

与高血压病相反，本病宜选择高钠、高胆固醇饮食，每日需摄足12～15克氯化钠，含胆固醇多的脑、肝、蛋、奶油、猪胃等食品，可适当食用，有利于提高胆固醇的浓度，增强动脉学紧张度，使血压上升。

（二十一）缺铁性贫血的调养汤、粥

缺铁性贫血是体内贮存铁的缺乏而影响到血红蛋白的合成所引起的贫血。本病发生率甚高，是贫血中最常见的一种，各种年龄均可发病。根据其临床表现，本病当属于中医学的"虚劳"、"萎黄"、黄胖病"等证的范畴。

常用于缺铁性贫血的养生方如下：

1 雪花炖鸡

原料 | 雪莲花9克，薏苡仁45克，党参24克，峨参6克，净黄母鸡1只，猪棒骨500克，葱100克。姜50克，花椒水、黄酒、胡椒粉、味精、盐各少许。

用法 | ❶雪莲花、薏苡仁、洗净晾干；党参捶扁或切斜薄片；峨参洗净。这几样药材取纱布包好。净母鸡在热水中烫以下冲洗净，药材装入鸡腹，和猪棒骨、葱、姜、放入砂锅内，注入水（以淹没鸡身1寸左右为度），再加入胡椒粉、花椒水、黄酒，旺火烧开后，小火煨炖至鸡肉烂熟。❸去掉葱，姜、棒骨和鸡腹中药包，再加味精、盐调好味即成。

功效 | 补血养血，对贫血有效。

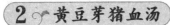

2 黄豆芽猪血汤

原料｜黄豆芽、猪血各 250 克，蒜茸、黄酒、葱姜末、精盐各适量。

用法｜黄豆芽洗净，猪血冲净切成小方块，用热油爆香蒜茸、葱姜末，下猪血并烹上黄酒，加水煮沸，放入豆芽，再煮 20 分钟加盐调味即可。

功效｜清热解毒、润肺补血，适用于头晕、缺铁性贫血，还可去胃中积热，并有防治棉尘肺、矽肺的功效。

3 菠菜猪血汤

原料｜鲜菠菜、猪血各 250 克，黄酒、盐、胡椒粉、姜片、葱段、猪油、肉汤各适量。

用法｜鲜菠菜洗净切段，焯水后控干，猪血切条，锅烧热加入猪油，将葱、姜煸香，倒入猪血煸炒，烹入黄酒，煸炒，加入肉汤、盐、胡椒粉、菠菜，煮开即可。

功效｜养血、止血、敛阴、润燥等功能，适用于血虚、肠燥、贫血等。

　　缺铁性贫血者平素饮食上坚持补充铁剂，随时依据血象检查调整药量。口服铁剂从小量开始，在进食中或饭后服，以减少胃肠道反应。营养不良性贫血，可多进食菠菜、红枣、黑木耳、鸭血等含铁丰富的食物。

（二十二）再生障碍性贫血的调养汤、粥

　　再生障碍性贫血是由于骨髓造血功能障碍所致，临床为较严重的贫血、出血、感染。传统医学认为，再生障碍性贫血是由于精气内

损，气血两虚所致，患者面色萎黄，唇色无华，神疲乏力，或有鼻衄、齿龈出血及皮下瘀斑，舌质淡，苔白，脉沉细无力。

用以调理再生障碍性贫血的常用汤膳如下：

1 归参炖鸡

原料｜全当归 15 克，吉林参 10 克，母鸡 1 只，调味品适量。

用法｜将母鸡治净，加入当归、参片、葱、姜、黄酒、盐，放砂锅中，加水适量，武火烧沸后，文火炖熟，食鸡饮汤吃参。

功效｜益气养血，补虚开胃，适合久病体衰，反胃少食血虚及各种贫血的辅助食疗。

2 龟羊汤

原料｜净羊肉、净龟肉各 500 克，熟猪肉 45，党参、枸杞子、制附片各 10 克，当归 6 克，冰糖 10 克，黄酒 30 克，葱段、姜片、胡椒粉、味精、盐各适量。

用法｜❶ 净龟肉、羊肉切块，用沸水烫一下捞出，冷水下锅煮开 2 分钟，捞出，再用清水洗去腥。❷ 热锅放入熟猪油，下龟肉、羊肉煸炒，烹入黄酒，炒干水分。❸ 取砂锅，放入煸炒过的龟肉、羊肉，再放冰糖、党参、制附片、当归、葱节、姜片、加水 1250 毫升，先用旺火烧开，再小火炖到九成烂时放入枸杞子，继续炖 10 分钟左右。❹ 离火，去掉姜、葱、当归，放入味精，盐、胡椒粉即成。吃肉喝汤。

功效｜温补，补阴生血，补肾壮阳，适于贫血、腰膝酸软、面色不华、畏寒及心烦口渴等阴阳俱虚的者。健康人食用更能防病强身。

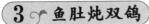

3 鱼肚炖双鸽

原料 │ 水发鱼肚500克，净鸽2只，火腿50克，猪瘦肉50克，黄酒、精盐、白糖、葱、姜、猪油、高汤各适量。

用法 │ ❶鸽、猪瘦肉洗净后用开水余烫，猪肉、火腿各切成3块，同时放入炖锅内，加入盐、白糖、黄酒、葱、姜、高汤，上笼蒸约半小时取出，拣去葱、姜，取出鸽子待用。❷鱼肚切块，冷水下锅煮沸5分钟取出。❸再起油锅煸葱，姜，烹入黄酒，加开水，将鱼肚再滚煨3分钟捞出，吃肉喝汤。

功效 │ 滋补气血，补肝肾、养精血，适用于肝肾不足，气血两虚、头昏、四肢乏力、再生障碍性贫血。

4 当归羊肉羹

原料 │ 当归15克，生姜9克，黄芪45克，黄酒20克，党参30克，羊肉500克，葱、盐适量。

用法 │ 羊肉洗净放入砂锅，当归（选用秦归头）、黄芪、党参装入纱布袋，扎紧袋口，一同放入锅中，加适量水和姜、葱、盐，先用武火烧沸，再用文火煨炖，直到羊肉扒烂为止，汤、肉并吃。

功效 │ 补血养心，健脾益气。适用于心脾血虚所致的心悸怔忡、精神困乏、食欲缺乏，以及现代称的各种贫血。

禁忌 │ 患心火盛所致的失眠症者忌用。

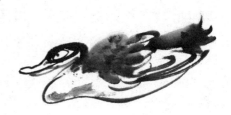

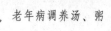

5 乌鸡汤

原料 | 净乌骨鸡 1 只，大生地、饴糖各 120 克。

用法 | 乌骨鸡洗净，大生地酒洗、切片与饴糖拌和后装入鸡肚内，缝好放进砂锅，加水，再放入蒸锅蒸烂，食鸡喝汤，食用前放盐调味。

功效 | 补血养肝。适用于肝血亏虚或产后血虚血热，以及一切失血后所出现的贫血、骨髓造血功能障碍所致的贫血、化学物理损伤造血器官所致的贫血等。

禁忌 | 大便泄泻、腹胀食少者不宜服用。

贫血患者平素宜加强饮食调养，多食新鲜瘦肉、鱼鸭、蛋、豆制品及新鲜蔬菜、水果等食物，忌泻、辛辣、油炸等食品。

（二十三）单纯性甲状腺肿的调养汤、粥

我国古代医家称单纯性单状腺肿为"瘿瘤"，隋朝巢元方早已指出，瘿瘤的发生与地区的水质有关，其著作《诸病源候论》上说：诸山水里土中，山泉流者，不可久居，常食令人作瘿病……历代医家都用富有碘的动植物作药物治瘿病，可以肯定，碘的缺乏是引起单纯性甲状腺肿的主要因素。在缺乏原料"碘"而甲状腺功能仍需维持身体正常需要的情况下，垂体前叶促甲状腺激素的产生就增加，促使甲状腺工作过于紧张，因而发生肿大。

目前常用于调理单纯性甲状腺肿的食疗方如下：

1 紫菜肉丝汤

原料 | 紫菜 50 克,猪瘦肉 250 克,黄酒、精盐、味精、葱末、姜末、肉汤、猪油。

用法 | ❶ 将紫菜用清水泡,泡发后去杂,洗去泥沙;将猪肉洗净,下沸水锅中焯一下,捞出洗净切丝。❷ 烧热锅加入猪油,放入葱、姜煸香,加入猪肉煸炒,放入黄酒,煸炒直至水干。❸ 注入肉汤,加入味精、盐,煮至肉熟,拣去葱、姜,加入紫菜烧开盛人汤盆即成。

功效 | 滋阴、润燥、化痰软坚、清热利尿,适用于消渴赢瘦瘿瘤病人。

2 蜗牛炖肉

原料 | 鲜蜗牛肉 150 克(干者 70 克),猪瘦肉 200 克,黄酒、精盐、葱段、姜片、胡椒粉、猪油、肉汤各适量。

用法 | ❶ 将蜗牛洗挣,放沸水锅中氽透捞出;将猪肉洗净,放沸水锅中焯去血水,捞出洗净切片。❷ 烧热锅加入猪油,将葱、姜、肉放入锅中煸炒至水干,注入肉汤,加入蜗牛肉、黄酒、盐、胡椒粉,炖至肉熟烂,去掉葱、姜即可装汤碗。

功效 | 养阴清热、消肿解毒,适用于瘰疬消渴、痔疮等。

注意事项 | 大便泄泻者不宜多服。

3 荔枝炖海带

原料 | 干荔枝 7 个,海藻、海带各 15 克,黄酒适量。

用法 | 将干荔枝剥去外皮,海藻、海带洗去泥沙,切碎,原料同放入锅内,加调料及清水烧开,煮至海带酥烂即可食用。

功效 | 适用于瘰疬。

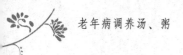

4 荔枝鸭

原料│光鸭 1 只（重约 1500 克），干荔枝 30 个，酱油、黄酒、盐、鸭油各适量。

用法│❶ 将荔枝去壳，去核取肉待用；光鸭洗净，下盐水锅煮至半熟，捞起晾干，用刀剔骨，鸭肉片薄片，调以黄酒、酱油。❷ 鸭油烧热，随将鸭片铺底，以荔枝肉铺于上层，倾入煮鸭原汤，文火炖至鸭肉熟烂即成。

功效│滋阴补虚、理气止痛，适于气虚胃寒、脾胃泄泻、疗疮肿毒、瘰疬。

平素老人还要多食含碘食物，如海带、海蜇、紫菜、淡菜等，可以在日常烹饪中使用碘化食盐，即可增加碘量。另外，多食蔬菜、豆类，忌食辛辣油腻之物与发物。

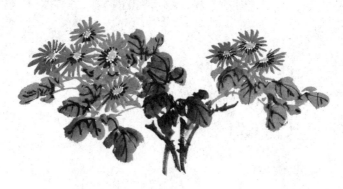

（二十四）肿瘤的调养汤、粥

人的一生中任何年龄都可以患肿瘤。就大多数恶性肿瘤来说，随着年龄的增长，发生肿瘤的危险也增大，40 岁以后这种趋势更为明显。据国外统计，一个人 25～35 岁的 10 年中，癌症的概率为 1／700，而在65～70岁的5年中生癌的概率为1／14。据1973－1977年我国人口的主要死亡原因回顾性调查的结果，0～14岁的儿童、少年期，肿瘤居各种死因的第十一位；15～34岁青年期，上升为第四位；35～54岁壮年期，肿瘤已居死因的首位，而55～94岁人群中，肿瘤又倒退为死亡原因的第二位，95岁以上的老年人，肿瘤仅列在死亡原因的第六位，而心血管、呼吸道、脑血管病等成为死亡的主要原因。

根据我国的情况，55岁以上的人群，容易发生的主要有胃、食管、肝、肺等消化道和呼吸道处的肿瘤。女性中子宫颈癌多见。

肿瘤常用的调理食疗方如下：

食管癌的调养汤、粥

食管癌是老年常见的恶性肿瘤之一，它以进行性咽下困难为最典型的临床症状，北方比南方发病率高。中医学认为，本病的发生多由长期饮食失宜、情志不舒，引起气机不畅、痰湿内生、痰气互阻，进而瘀毒内结，血燥津亏而成；或者恣食生冷、粗硬、辛辣、煎炒、热烫食物，使咽管、食管受损而致。需采用的药膳如下。

1 ⌒ 汁饮

原料 | 梨汁30毫升，甘蔗汁30毫升，姜汁10毫升，竹沥30毫升，藕汁30毫升，大腹皮汁30毫升，鲜芦根汁30毫升，生莱菔子汁15毫升，生鸡内金汁10毫升，童子小便15～30毫升。

用法 | 将上述各汁混合后饮服，每次50～100毫升，每日两次，连服15～20天。

功效 | 化痰理气、解毒润燥，适用于食管癌中症属吞咽不利、胸满隐痛、呃逆频频、泛吐痰液、纳谷不香、口干舌燥、舌红苔薄腻、脉弦滑者。

2 菱粉粥

原料 | 菱粉 30 ~ 60 克，粳米 100 克。

用法 | 先用粳米 100 克煮粥，待米熟后，调入菱粉，加红糖少许，再煮沸，即可少少服食。

功效 | 健脾抗癌，适用于食管癌。

3 猴菇汤

原料 | 猴头菇 30 克，海带丝 20 克，熟地 15 克，当归 12 克，桃仁 9 克，红花 6 克，高汤及油盐各适量。

用法 | ❶ 温水发猴头菇，削去底部木质部分，切成厚片备用。先将归、地、桃、红 4 味药煎汤去渣，再入猴头及发猴头水，海带丝和高汤同煮至熟，加入调料后，即可食用。每日一剂，分两次服，连服 20 ~ 30 天为一个疗程。

功效 | 补益气阴、养血活血，适用于食管癌中吞咽梗涩而痛、固体食物难进、汤水可下、形体消瘦、口干咽燥、舌红少津、脉细无力者。

4 大蒜鲫鱼散

原料 | 大活鲫鱼一尾，独头蒜 1 或 2 个，平胃散 6 克，油、盐少许。

用法 | 鱼去肠杂留鳞，大蒜去皮切细，填满鱼腹，纸包泥封，炭火煨熟取肉，拌入平胃散，加油、盐调味，用米汤送服。每日分两三次服食，连服 7 ~ 10 天。

功效 | 健脾和胃、解毒消肿，适用于食管癌中症属饮食不下、倦怠乏力、面色㿠白、形寒气短、口吐清水、面目浮肿、舌淡苔白，脉细弱者。

5 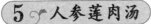 人参莲肉汤

原料｜白人参、莲子各 10 克，冰糖 30 克。

用法｜将上述 3 物隔水蒸炖 1 小时，即可饮用。

功效｜健脾补气，适用于食管癌术后心脾两虚者。

食管癌患者平素在进食时须缓慢，食物须营养丰富，宜细软，半流甚而全流，忌硬、固、煎、炒，以及烟、酒、浓茶、咖啡和发物。

营养丰富并容易咽下的食品如藕粉、豆浆、牛乳、杏仁茶、鲜果汁、蔬菜汁、鸡蛋羹、山药粉等应酌情选用。进食不甚困难者，可以多食新鲜水果、蔬菜，如苦瓜、油菜、紫菜、木耳、番茄、大枣、核桃、苹果、梨、蜂蜜等。

胃癌的调养汤、粥

胃癌为老年人常见恶性肿瘤之一，居消化道恶性肿瘤首位。在我国，其发病率从 40 岁后逐渐增高，65 ~ 75 岁达高峰，男性比女性多 3 倍，中医学认为本病的发生多由长期饮食失宜、情志失和引起，饮食不调，加以肝气横逆，损伤脾胃则痰湿内生，日久结毒于内而成胃癌。

常采用的汤、粥调理方如：

6 核桃枝煮鸡蛋

原料｜核桃树汁 150 克，鸡蛋 2 个。

用法｜将核桃树枝截成小段，先煎 4 小时，去渣，取汁，再用药汁煮鸡蛋，每天吃 2 或 3 个鸡蛋。

功效｜提高免疫功能、抗癌，适用于胃癌。

7 玫瑰花茶

原料 | 玫瑰花瓣 10 克，茉莉花 5 克，云南抗癌保健茶 10 克。

作法： 将花与茶置大杯中，沸水冲泡，每日频饮。

功效 | 理气解郁、舒肝健脾、止痛抗癌，可作胃癌病人日常饮茶之用。

8 海带炖鲫鱼

原料 | 海带 10 克，鲫鱼 1 尾，盐、姜、葱、花椒各适量。

用法 | 水发海带切丝，活鲫鱼去肠杂留鳞，用植物油煎略黄，加少许食盐、生姜、葱、花椒与海带丝同煮 40 分钟，即可食用。

功效 | 消痰散结、健脾利水，适用于胃癌症属胸胁及胃脘胀痛、进食减少、吞咽困难、口苦、气味酸腐、舌苔白腻、脉弦细者。

9 野葛粥

原料 | 野葛 50～150 毫克，桂花 3 克，玫瑰花 1 克，红糖适量。

用法 | 取野葛干粉及桂花、玫瑰放置煮熟的粥中，稍煮即可，加糖。分 2 或 3 次服用，连续服用。

功效 | 温中益气、扶正解毒，适用于胃癌之症属胃脘部隐痛、呃逆呕吐、朝食暮吐、暮食朝吐、口泛清水、食后胀痛、痛时喜按、舌暗淡、苔白腻、脉沉细者。

10 养血鸡汤

原料 | 黄芪 30 克，当归 10 克，母鸡 1 只。

用法 | 将母鸡去内脏，将前两味药用纱布包好，放鸡腹内，加水煮开后，放入姜、葱、盐，炖 2 小时后，食鸡饮汤。

功效 | 补气养血、解毒消肿，适用于胃癌之症属形体消瘦、面色㿠白、

肢倦乏力、胃脘隐痛、食后腹胀、呃逆呕吐、口泛淌水、舌质淡、苔薄白、脉细弱者。

11 二菱茶

原料｜菱茎、菱角壳各 30 ～ 60 克，薏苡仁 30 克。

用法｜煎汤，代茶频饮。

功效｜适用于胃癌。

胃癌患者可采用上述食疗方慢慢调养。

对于使用化疗的患者，应给予富于营养又易于消化的清淡细软食物，适宜选用柠檬、柑橘、佛手、香橼、香蕉、大枣、山楂、菠菜、鲜姜、甲鱼、海参、山药、鸡肫、莲子、牛乳等食物。若呕吐严重，应随意进食，少量多餐，有条件应及时补液。

胃癌患者应禁烟、酒、浓茶及咖啡，忌发霉、辛辣肥甘等食物。一般胃癌病人因多有胃脘部饱胀、疼痛等食积不消的症状，故应多食酸、甜类食物，如酸梅汤、鲜橘汁、山楂汁、果汁、菠萝汁、姜糖水、面条汤、新鲜小米粥等，以助消化而止痛。

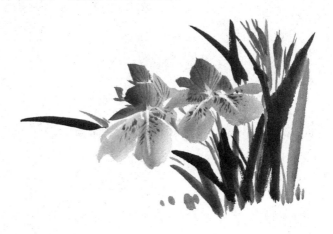

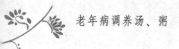

肝癌的调养汤、粥

原发性肝癌是我国常见恶性肿瘤之一，死亡率高，临床以进行性肝肿大，持续性低热或不规则间隙性高热、消瘦、贫血、肝区疼痛、腹水、黄疸、出血等为特征。本病的发生多由于正气不足，复因饮食失宜、情志所伤而致脏腑功能失调，或为肝气郁滞、脾失健运，或为瘀毒内阻、肝络不通，或为湿热结毒、日久渐积而成。

常采用的调理食疗方如下：

12 参芪香甲汤冲蟾蜍皮粉

原料 党参9克，北芪9克，香附子9克，炙鳖甲15克，蟾皮粉0.6～1克，黄酒适量。

用法 前4味煎汤去渍，冲蟾皮粉，以黄酒调服。每日1剂，分两次服，连服15～20天为一个疗程。

功效 健脾理气、软坚散结，适用于肝癌之症见肝区隐隐胀痛、食欲不振、按胀便溏、嗳气频频、舌淡略暗、苔白、脉弦者。

13 加味鳖甲饮

原料 草河车30克，白花蛇舌草30克，半枝莲15克，鳖甲30克，桃仁9克，红花6克，白糖适量。

用法 前6味煎汤去渣，加白糖调味，每日分两次服，连服10～15天。

功效 化瘀解毒，适用于肝癌之症见上腹积块明显、质硬刺痛、固定不移、压痛明显、面色黧黑，或见发热、舌暗青紫、有瘀点、苔白厚、脉弦或沉细。

14 ✦ 虫草炖胎盘

原料｜冬虫夏草 15 克，鲜胎盘 1 个，葱、姜、油、盐各少许。

用法｜隔水炖熟，葱、姜、油、盐调味服食。

功效｜大补气血、填精补髓，适用于肝癌晚期症见肝大腹胀、疲乏无力、少食懒言、面色晦暗、形体憔悴、尿少便溏、舌暗淡苔少、脉象沉细而弱者。

15 ✦ 二根白糖饮

原料｜天性草根 120 克，野芥菜根 120 克，白糖适量。

用法｜将天性草根（为三白草科植物三白草的根）煎水去渣，滤液备用；将野芥菜根（为菊科植物大蓟的根）煎水去渣，取滤液；吃时加入白糖，上午服天性草根液，下午服野芥菜根液。

功效｜适用于肝癌。

除用上述药膳调理肝癌外，因患者多有食欲不振，饮食上应先从调节口味、增进食欲入手，在患者平素喜好饮食基础上美化食品的色香味，可适当加食山楂、柠檬水等，并采用少食多餐的进餐方式。要少食或禁食油腻肥脂、辛辣炙煸之品，忌食生姜、花椒、大蒜和饮酒。

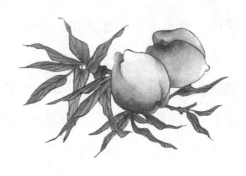

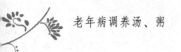

直肠癌的调养汤、粥

直肠癌是指直肠齿状线以上，包括直肠和乙状结肠交界部的癌。本病初起时常无明显症状，或仅感肛门部下坠，逐渐出现大便不正常，或泻或秘，或夹带黏液、血液，腹部胀痛，下腹肿物。本病的发生主要是情志失调、饮食不节、郁怒忧思，则肝气郁结，血行不畅；酒食无度，损伤脾胃，则运化失司，聚湿生热；湿热瘀血，搏结于大肠，日久蕴毒则发于直肠癌。

常采用的调理食疗方如下：

16 马齿苋绿豆汤

原料 | 新鲜马齿苋 120 克（或干品 60 克），绿豆 60 克。

用法 | 将上述原料加水适量，煎汤 500 毫升服，每日 1 或 2 次，连服两三周。

功效 | 清热解毒、利水消肿、生津养液，适用于直肠癌之症见肛门直肠有结节、腹痛腹胀、大便次数增多、夹带黏液脓血，或有里急后重、饮食减少、舌苔黄腻、脉滑数者。

17 杞地鳖肉汤

原料 | 甲鱼 1 只，枸杞子 30 克，山药 30 克，女贞子 15 克，熟地黄 15 克。

用法 | 所有原料加水适量，文火炖至烂熟；去女贞子和熟地黄，加调料食用。

功效 | 滋补肝肾，适用于直肠癌患者之症见头晕目眩、腰腿酸软、五心烦热、口渴咽干、大便燥结、舌红，苔少、脉弦细者。

18 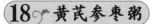**黄芪参枣粥**

原料｜生黄芪 300 克，党参 30 克，甘草 15 克，粳米 100 克，大枣 10 个。

用法｜将生黄芪、党参、甘草浓煎取汁，粳米、大枣同煮，待粥成后兑入药汁调匀，早晚服用，连服 10 ~ 15 天。

功效｜补气养血，适用于直肠癌患者晚期症见形体瘦削、面色苍 v 白、神疲气短、大便溏薄、苔薄白、脉细弱者。

19 **桃花粥**

原料｜鲜桃花瓣 10 克（或干品 2 克），粳米 30 克。

用法｜桃花瓣与粳米煮稀粥，隔日服 1 次，连服 7 ~ 14 天。

功效｜利水活血通便，适用于直肠癌之症见腹块刺痛、坚硬不移、腹胀腹泻、利下紫黑脓血、里急后重、舌紫、苔黄、脉弦者。

除用上述药膳外，直肠癌患者平素在饮食上应予以易于消化吸收的饮食，对于刺激性和辛辣的食物亦应少吃，还要切忌油腻之饮食。

前列腺癌的调养汤、粥

本病早期无症状，当癌肿较大时可压迫尿道使尿流变细及排尿必须用力等症状。在医院。用手指伸入肛门检查，可扪及前列腺肿大，质硬，有结节。然后采取活组织检查即可确诊。中医学认为，本病是因肾气虚亏、阳气疲惫、复感寒湿之邪所致。

常采用的调理食疗方如下：

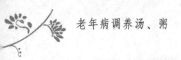

20 葵髓茶

原料｜向日葵杆的内髓 30 克。

用法｜煎水代茶饮。

功效｜利水通淋，并有抗癌作用，适用于前列腺癌症见小便不畅、淋漓不净者。

21 蛇草薏米粥

原料｜白花蛇舌草 100 克，菱粉 60 克，薏苡仁 60 克。

用法｜将白花蛇舌草洗净，加水 1500 毫升，煮开后用文火煎 15 分钟，去渣取汁，加薏苡仁煮至裂开，再加菱粉，煮熟为度，分数次温服。

功效｜清热解毒、健脾利水，适用于前列腺癌症见腰背或下肢疼痛、痛剧难忍，甚则难寐、小便不利或点滴不畅、舌红或绛、脉小弦者。

22 芪杞炖乳鸽

原料｜乳鸽 1 只，黄芪 30 克，枸杞子 30 克。

用法｜先将鸽子去内脏洗净，腹内纳食入黄芪、枸杞子，加调料适量，煮至熟烂，吃肉喝汤。

功效｜补气养血、益肾利用，适用于前列腺癌症见小腹胀满时欲小便而不得，或量少不畅、神疲乏力、面色㿠白、舌淡红、无苔、脉沉细无力者。

23 杜仲炖羊肾

原料｜羊肾 1 对，炒杜仲 20 克，牛膝 20 克，巴戟天 20 克。

用法｜后 3 味与羊肾共煮，熟后以盐、姜等调味，食肉饮汤。

功效｜补肾壮阳，适用于前列腺癌之症见尿意频数，夜尿增多，尿流变细，排出无力，甚或点滴不爽，腰膝酸冷无力、舌质淡、苔薄白、脉沉细者。

前列腺癌除用上述药膳调理外，平素在饮食上要多吃些能清热利湿、散结通窍食物，如海带、冬瓜、茅根、鲜藕、茯苓、赤豆、鲫鱼、甲鱼、丝瓜等，并要忌辛辣醇酒、油腻厚味。在手术治疗前列腺癌后，因能引起食欲不振、恶心、呕吐等症，宜少吃多餐，要选择清淡易于消化的食物。

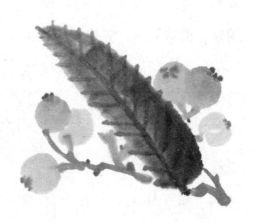

子宫颈癌的调养汤、粥

子宫癌是我国最多见的恶性肿瘤之一，居妇女恶性肿瘤的前列。其发生多与早婚、早育、多产、性生活频繁、皮垢刺激及激素失调等因素有关。中医学依据宫颈癌不规则阴道出血、黄白带多恶臭、小腹痛、腰痛等症状，认为本病发生多因脏腑虚损、冲任失调，复由情志失和，肝气郁滞，则血行不畅，肝气横逆损伤脾胃则湿邪内生，日久湿热瘀毒蕴结于胞门，则发为宫颈癌。

常采用的调理食疗方如下：

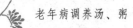

24 槐耳茶

原料｜槐耳 10 克。

用法｜上为细末，水煎，代茶饮，日一剂。

功效｜本茶剂再配合癌症六味汤（当归、杭菊、黄芪、甘草、广枯皮、桂圆肉），水煎温服，对调理子宫颈癌有一定效果。

25 青皮麦芽饮

原料｜青皮 10 克，生麦芽 30 克。

用法｜两味同煎，先用武火烧沸，再用文火煮熬 5 分钟，滤滓，装罐即成。

功效｜疏肝理气，适用于宫颈癌之症见胸胁胀满、情绪郁结、小腹胀痛、口苦咽干、白带多、阴道不规则出血、舌质稍暗、脉弦者。

26 赤豆鲤鱼

原料｜赤豆 50 克，陈皮 6 克，活鲤鱼 1 条（约 1000 克），葱、姜调料适量。

用法｜鲤鱼去鳃、鳞、内脏，洗净，将赤豆、陈皮塞入鱼腹，放入盆内，另加适量姜、葱、食盐、黄酒等，再加适量开水，上笼蒸一个半小时后，即可食用。

功效｜清热利湿，适用于宫颈癌之症见白带多，色如米泔，黄，或粉污、恶臭、小腹胀痛、舌质暗红、苔黄腻、脉滑数者。

27 桃树枝煮鸡蛋

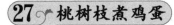

原料 │ 桃树枝（当年新发枝，玄叶柄）约 250 克，鸡蛋 3 个。

用法 │ 桃树枝折成 1 寸长，放砂锅中与鸡蛋同煮约 3 小时，至蛋皮变深褐色，蛋清呈茶黄色为止。早、午、晚各食 1 个鸡蛋，连用一至两个月为一疗程。

功效 │ 适用于宫颈癌，但要注意桃树枝必须是当年的新枝。

禁忌 │ 用手或瓷片折断，切忌用铁器煎煮。

子宫颈癌除用上述药膳调理外，平素在饮食上要多吃些营养价值高、清淡滋补而不腻的饮食，如甲鱼、鸽蛋、鸡肉等；在放射治疗时，宜吃猪肝、木耳、芹菜、香蕉等养血滋阴之品；在化疗时，宜吃山药、桂圆肉等补气养血之品。在子宫颈癌术后，可吃些牛肉、黑芝麻、油菜等补肾健脾之食品。

若是宫颈癌晚期，宜选用高蛋白、高热量的食品，如红小豆、鲜藕、元鱼、牛肉等。

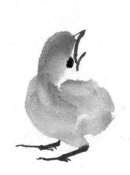
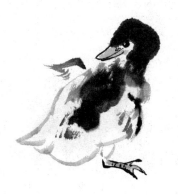

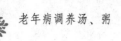

抗癌食物

注意饮食，饮食既可致癌，又可抗癌。

人们目前已认识到，重要的营养物质，如脂肪、蛋白质、维生素、食物纤维以及多种矿质元素均与人类肿瘤的发病有一定关系。在西方国家，30%~40%的男性癌症、60%的癌症患者均与饮食因素有关。在我国常见的九大恶性肿瘤之中，胃、食管、肝、结肠等脏器的癌症，约占全部恶性肿瘤发病的60%~70%，这些消化系统的癌症发病原因之中，最主要的是饮食因素。据研究，膳食单调，喜烫食、硬食、嗜酒等，是食管癌发病的危险因素；长期进食高脂肪，易患乳腺癌及子宫内膜癌，原因是脂肪中有一类物质叫类固醇，它经常会变成体内的激素，诱发乳腺癌或子宫内膜癌；膳食中缺乏矿质元素（尤其是硒）和纤维素、又常食高脂肪食物，极易患肠癌；有偏食习惯的儿童，如青少年时期很少吃动物脂肪和蛋白质，40岁时就会过早出现消化酶的分泌功能下降，如儿童时期进食过于粗糙，其胃黏膜在20岁左右就会开始退化，这些改变都容易引起胃癌。最近，来自香港的研究信息表明，南方人偏爱的腌鱼是诱发鼻咽癌的主要因素之一。腌鱼中含有一种叫亚硝胺的化学物质，动物实验证实它是一种强烈致癌物。

但是，癌症也并非不可预防，前不久，意大利米兰全国防癌和治癌中心、欧洲肿瘤研究中心曾提出了24种预防癌症的方法，其中有关饮食的方法为：每天食用富含维生素C的食物，如柠檬、橘子、柑子、番茄、草莓、菜花、卷心菜、菠菜、洋葱、马铃薯、绿辣椒等，日摄入量至少为60毫克；每天摄入一定数量的富含维生素A和胡萝卜素的食物；食用的水果和蔬菜一定要洗干净；摄入维生素E（植物油、人造奶油、干豆类和绿叶蔬菜），每天需要10毫克；每天应摄入0.05~0.20毫克的硒，它包含在奶类、肉类、蛋类内，少吃油腻食物；少吃富有胆固醇的食品，如肝类、蛋类、虾、黄油等；少吃用炭火烤的肉、鱼、禽类食品；少吃香肠及其他含硝酸盐和亚硝酸盐的猪肉制品；少吃腌制和熏制的食品；不饮或少饮烈性酒，饮葡萄酒每天不超过2杯，饮啤酒不超过4瓶；不抽烟，对于无法戒烟者，应尽量少抽，最好抽过滤嘴香烟。

饮食合理不仅能够防癌，且可以治癌。如近年来，受国际食品消费潮流的影响，在我国也刮起了一股"黑色食品热"。所谓黑色食品是指黑米、黑豆、黑芝麻、黑木耳这一类具有黑颜色的食品。究其原因，是这些黑色食品中含有较多的抗癌元素之王—硒。此外，红薯、金针菇、大蒜、芹菜、绿菜花、柑橘、亚麻籽、黄豆等均含有抗癌物质，长期食用对一些癌症有较好的调理作用。

美国科学家提出酱油能抗癌。以前人们一直认为酱油有导致胃癌和引起变态反应的可能。最近，美国威斯康星大学食品研究院科学家迈克尔·帕瑞萨领导的一个研究小组对酱油中的物质是否致癌进行了实验研究，结果发现酱油不仅不会致癌反而有抗癌作用。

科学家们首先在老鼠食物中加入20%的过期酱油，并在老鼠饮水中加入一些亚酸盐以便能与酱油中的物质发生化学反应，从而在老鼠胃中产生某种能够破坏脱氧核糖核酸的致癌物质。然而，实验结果恰恰相反，酱油不仅没有产生致癌物质，反而对放入老鼠胃中的肿瘤细胞有抑制作用。即使采用新鲜酱油做实验和不喂老鼠亚酸盐，也会得到上述实验结果。后来．科学家们又对酱油中的每一种成分逐一进行了研究。发现不论是酱油中的可溶性物质还是不可溶性物质，都有抑制癌细胞生长的作用。

黑色食品的防癌功效。黑色食品是指黑米、黑豆、黑芝麻和黑木耳这一类具有黑颜色的食品。目前，市场上山售的黑芝麻糊、黑米锅巴、人造乌鸡等已成为俏货。黑色食品的兴起，是因为它含有较多的抗癌元素之王—硒。医学研究证明，人的癌症发病率与该地区的硒水平（土壤中的硒含量、食物中的硒含量以及血液中的硒含量）之间呈反比例关系。据调查。在我国的肺癌高发区，健康人的血硒水平为0.088毫克/升，癌症患者为0.070毫克/升，而低发区健康人则高达0.123毫克/升。硒刺激能机体的免疫功能，增强免疫力，硒是较好的抗氧化剂，有助于消除体内产生的各种自由基。现代医学认为，自由基的产生和积累是癌症发生的重要原因之一。

黑色食品中硒含量较其他食品多，经常食用，对抗癌具有十分明显的作用。除此之外，肉、海产品、芦笋、蘑菇、大蒜也是硒的良好来源。但是，在食用黑色食品时，应注意蛋白质和脂肪的摄入量。

喝葡萄酒有防癌作用。几年前，科学家们的研究发现，适量地喝一点红葡萄酒可以预防心脏病。最近，在美国伊利诺斯大学进行的一项研究证明，葡萄酒和其他一些葡萄制品对某些癌症也有预防作用。

该研究报告发表在美国《科学》杂志上。研究人员说，葡萄中含有一种叫白藜芦醇的物质，它可以控制癌细胞的生长。研究人员用了5午时间对世界各地大约1000种植物，包括一些食用的植物进行了研究。他们发现有70%的植物含有自藜芦醇，其中以葡萄中的含量最高。花生等一些植物也含有自藜芦醇，但含量很少。

动物实验证明，小白鼠服用白藜芦醇后，其皮肤肿瘤的数量比没有服用白藜芦醇的小白鼠减少了98％，研究人员还做了人体白血病细胞实验，结果证明，白藜芦醇有控制白血病细胞生长的作用。研究人员说，饮用葡萄酒是人们食用葡萄的主要方式之一。但这并不意味着人们要大量饮用葡萄酒。过量的饮酒是对健康有害的，而且一些研究业已证明，饮酒也可以导致某些癌症。专家们建议，饮用葡萄酒每天不应超过1杯，多了就可能有碍健康。

研究人员说，目前对白藜芦醇的研究还处在实验阶段，有关人体健康实验尚需几年的时间。如果实验成功，白藜芦醇可以制成片剂供人们使用。在此之前，还是请大家记住那句健康名言：多吃水果和蔬菜是预防癌症的最佳方法。

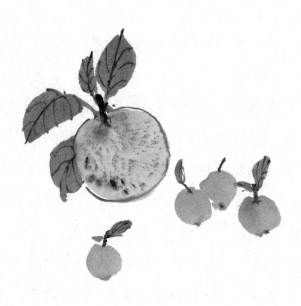

专家们认为，有几种维生素对癌症有较好的预防作用。

❶ 维生素E（简称维E），维生素E的应用过去不及维生素A、维生素B、维生素C、维生素D那样普及。如今，由于它是一种对人体生长、发育、促进健康以及预防衰老有关的营养要素，所以它已成为与维生素A、维生素B、维生素C、维生素D同样通用的一种药剂。

维生素E被人们所认识的历史距今已有60多年，早在1922年伊文思和毕夏普就首先提出维生素E是一种抗氧化剂，它具有调节生育功能、防止流产和不育等功能。随后贾菲又发现维生素E对抗癌有一定的作用。当维生素E缺乏时，可促使过氧化物的积聚，这样就加快机体中许多肿瘤株的生长速度。有的人则认为机体内缺乏维生素E时，可出现硒的不足，硒缺乏又可能与肿瘤的发生有关。由此可见，将维生素E应用于肿瘤的预防是值得探索的。

科学家的一系列的研究中，发现用动物实验可以证实维生素E不仅对放射性元素引起的细胞损伤有保护性作用，而且它还有抑制致癌活性的作用，其中包括巴豆油引起的皮癌、苯并芘引起的肉瘤和二甲基联氨引起的肠癌。

此外，维生素E有缓解肿瘤治疗中的药物反应的作用。例如，亚德利亚霉素是一种抗肿瘤的抗生素，但是它能引起心脏中毒，因而在使用中受到一定的限制。

❷ 维生素A。研究表明，维生素A能阻止和抑制癌细胞的增生，对预防胃肠道癌和前列腺癌功能尤其显著。

它能使正常组织恢复功能，还能帮助化疗的病人降低癌症的复发率。番茄、胡萝卜、菠菜、韭菜、辣椒、杏等植物，动物肝脏、鱼肝油及乳制品中直接含有大量维生素A。

❸维生素C。它又叫抗坏血酸，可以减少致癌物质亚硝胺在体内聚集，极大地降低食管癌和胃癌的发病率。蔬菜和水果中维生素C含量较多，如辣椒、苦瓜、青蒜、萝卜叶、油菜、香菜、番茄等。

❹B族维生素，包括维生素B_1、维生素B_2、维生素B_6、维生素B_{12}等。它们可以抑制癌细胞生成，还能帮助合成人体内一些重要的酶，调节体内代谢。粮谷、豆类、酵母、干果、动物内脏等食物中含量较多。

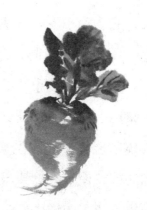

此外，医学专家们还推出了十大抗癌食物，以供抗癌者食用。

1. 红薯

红薯不仅含有丰富的淀粉、维生素、纤维素等人体必需的营养成分，还含有丰富的镁、磷、钙等矿质元素和亚油酸等，这些物质能保持血管弹性，对防治老年习惯性便秘十分有效，特别是它含有一种活性物质——去雄酮，能有效地抑制结肠癌和乳腺癌的发生。

2. 番茄

番茄中的番茄红素及类胡萝卜素能消灭某些促使癌细胞生成的自由基，从而能有效减少前列腺癌、肺癌和结肠癌等的危险。选择熟番

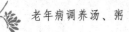

茄产品（注意罐头产品中的含钠量），比生番茄还要好，因为加热破坏细胞壁，释放出更多的番茄红素。

3. 十字花科蔬菜及胡萝卜

十字花科蔬菜包括甘蓝、花椰菜、西兰花、卷心菜、芥菜和萝卜等。它含有一种"靛基质"抗氧化剂物质，能有效减少胃癌、乳腺癌、肠癌等的威胁。颜色越浓绿，抗氧化剂含量也就越高，越能防癌、抗癌。胡萝卜中含有丰富的胡萝卜素及维生素A、维生素B_2、维生素B_5、蔗糖、葡萄糖、淀粉、钙、铁、磷等元素，而胡萝卜素摄入人体后能转化成维生素A。维生素A能维持人体上皮组织的正常结构和功能，使致癌物质难以侵犯，调动机体的抗癌能力。尤其是吸烟的人摄入较多的维生素A，可减少患肺癌的机会。

4. 芦笋及菇菌

芦笋，含有丰富的组织蛋白，能有效地抑制癌细胞生长，同时还含有丰富的叶酸、核酸、硒和天门冬酰胺酶，可防止癌细胞的扩散。但芦笋不宜生吃，也不宜存放1周以上食用，而且应低温避光保存。

猴头菇，包括黑木耳等菌类，富含多糖体、多肽类物质，对癌细胞有较强的抑制作用，同时能产生干扰素，提升白细胞活性，增强人体免疫功能，起到防癌治癌的作用。

5. 蒜、葱

大蒜、大葱含有丰富的大蒜素和矿质元素硒，它能有效阻止亚硝基胺形成，而亚硝基胺留在胃里而很有可能变成致癌素。大蒜对预防乳腺癌有很好的效果，大蒜素不仅能对癌细胞产生毒性效应，阻抑癌细胞生长，而且还可降低血液里的胆固醇，帮助避免血液凝结成块，对预防心脏病和中风有重要作用。此外，还能帮助身体对抗霉菌和细菌的感染。大蒜最好生吃。

6. 坚果及柑橘类水果

坚果主要包括核桃、松子、开心果、芝麻、杏仁、胡桃、南瓜子等，富含有矿物质硒，它能减低患癌及心脏病风险。柑橘类水果则含有丰富的胡萝卜素，维生素 A 及黄烷素等多种天然抗癌物质，对胰腺癌有非常好的效果。柑橘橙类水果还含大量维生素 C，能有效是防止白内障。

7. 麦麸

包括小麦、玉米、荞麦、筱麦等在磨粉时脱下的种皮，叫麸，它含有人体所需的多种维生素、纤维素及矿质元素。不仅易被人体吸收，而且能加速肠蠕动，排除大肠癌因子，降低胆固醇的吸收，特别是可使癌细胞退化、萎缩，对结肠癌有特效。

8. 低脂牛奶

牛奶含有八种氨基酸，特别是植物蛋白质所缺乏的蛋氨酸和赖氨酸更为丰富，它还含有丰富的钙、维生素 B、维生素 A、维生素 C、维生素 D 等。这些都是有效的防癌抗癌物质。据分析，西欧国家和近十多年来的日本，胃癌发病率很低，与食用牛奶及其制品有关。

9. 鱼

鱼类特别是海鱼含有丰富的脂肪酸，不仅可降低胆固醇，减少血管内的血小板凝集，减少冠状动脉阻塞及心肌梗死概率，而且可防癌抑癌，特别是大肠癌。

10. 茶

茶，特别是黑茶和绿茶含有丰富的多酚抗氧化剂儿茶素，它能有效抑制肿瘤的生长。

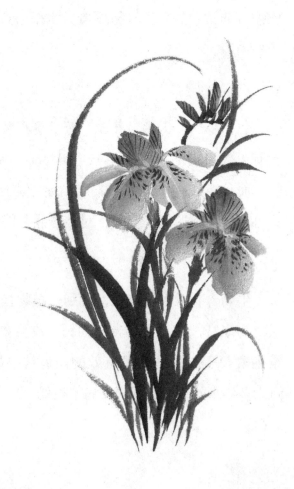